内科医のための
抗不安薬・抗うつ薬の使い方

編著
松浦雅人
〔田崎病院副院長・東京医科歯科大学名誉教授〕

編集協力
田崎病院薬剤室
嬉野が丘サマリヤ人病院薬剤室

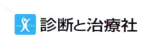

はじめに

　厚生労働省が3年ごとに実施している疾病調査では，最近の12年間でうつ病が2.4倍に増加し，現在の日本にはおよそ100万人の患者がいるという．これは日本人の15人に一人が生涯に一度はうつ病を経験することに相当する．男性は働き盛りの40代がピークで，女性は加齢とともに増える．うつ病増加の原因として，社会経済的変化により心理的ストレスが増加したため，あるいはうつ病は心の風邪といった啓発キャンペーンによりうつ病が社会的に認知されて受診への閾値が下がったため，さらには副作用の少ない新規抗うつ薬が多く発売されたためなど，さまざまに説明されている．うつ病患者が最初に精神科を受診する割合は10%に満たないといわれ，急増したうつ病患者の大半はかかりつけ医を初診する．そのため，一般内科医もうつ病への対処法や抗うつ薬の知識が求められる時代となった．

　うつ病とともに不安症は最も有病率の高い精神疾患である．日本の処方箋の実態調査では，いまだに抗不安薬の処方率が5%と高く，ついで睡眠薬が4%，抗うつ薬が2%の順である．抗不安薬はベンゾジアゼピン系薬剤が多く用いられ，これは依存性を生じ乱用のリスクがある．海外ではその使用が急速に減少しているが，日本ではいまだに多く処方されている実態がある．ベンゾジアゼピン系薬剤の多くは向精神薬に指定され厳重な管理が求められ，保険診療上も処方日数や多剤投与が制限されており，その使用は慎重にすべきである．

　うつ病と不安症は関連が深く，不安症が先行してうつ病が発症することが少なくない．また，不安症を合併したうつ病は治療に抵抗することが多い．さらに，うつ病寛解後に不安症が残遺する例はうつ病の再発率が高い．新規抗うつ薬といわれる選択的セロトニン再取り込み阻害薬（SSRI）が抗不安作用をもつことから，うつ病とともに不安症にも第一選択薬として用いられるようになった．かつて行われていたような不安症に抗不安薬，うつ病に抗うつ薬といった単純な図式があてはまらなくなっている．

　新規抗うつ薬のSSRIは重篤な副作用が少ないとはいえ，若年者には効果が乏しい．また，賦活症候群や離脱症候群といった副作用が生じ，若年者の自殺関連行動が増加するのではないかといった危惧がある．また，高齢者はさまざまな身体疾患の治療薬を服用しており，SSRIを高齢者に用いると薬物相互作用によって予期せぬ副作用が生じることもある．最近は，選択的セロトニン・ノルアドレナリン再取り込み阻害薬（SNRI）やノルアドレナリン作動性・特異

的セロトニン作動薬(NaSSA)とよばれる使い勝手のよい抗うつ薬も市販されている．一般内科医もSSRI，SNRI，NaSSAといった新規抗うつ薬の使い分けを心得ておく必要がある．

　本書は内科医が不安症やうつ病の薬物療法を効果的かつ安全に行うために必要な知識と治療の実際を解説した．第I章では不安症やうつ病の治療の基本を述べ，第II章では抗不安薬や抗うつ薬を個別に解説し，第III章では患者や家族から質問されることの多いクリニカル・クエスチョンに回答した．また，不安症やうつ病に関する豆知識をコラムとして充実させた．薬剤に関しては最新の情報を提供するように努めたが，医薬品情報は日々更新されており，読者におかれては折に触れて薬剤の添付文書に目を通すことを勧めたい．本書が内科医の日常診療に役立つことを願っている．

2016年9月

松浦雅人

本書の参考文献

- 飯原なおみ，吉田知司，岡田岳人，ほか：わが国のナショナルレセプトデータベースが示した運転等禁止・注意医薬品の使用実態．医療薬学 **40**: 67-77, 2014
- 伊藤真也，村島温子：薬物治療コンサルテーション 妊娠と授乳 改訂第 2 版．南山堂，2014
- 平成 24 年度厚生労働科学研究費補助金（厚生労働科学特別研究事業）認知症，特に BDSD への適切な薬物使用に関するガイドライン作成に関する研究班：かかりつけ医のための BPSD に対応する向精神薬使用ガイドライン．2012（http://www.mhlw.go.jp/stf/houdou/2r98520000036k0c-att/2r98520000036k1t.pdf）
- 厚生労働省：重篤副作用疾患別対応マニュアル：薬剤惹起性うつ病．2008（http://www.mhlw.go.jp/topics/2006/11/dl/tp1122-1j05.pdf）
- 厚生労働省：重篤副作用疾患別対応マニュアル：アカシジア．2010（http://www.mhlw.go.jp/topics/2006/11/dl/tp1122-1j09.pdf）
- 厚生労働省：重篤副作用疾患別対応マニュアル：セロトニン症候群．2010（http://www.mhlw.go.jp/topics/2006/11/dl/tp1122-1j13.pdf）
- 厚生労働省：重篤副作用疾患別対応マニュアル：痙攣・てんかん．2009（http://www.mhlw.go.jp/topics/2006/11/dl/tp1122-1c25.pdf）
- 厚生労働省：医薬品開発と適正な情報提供のための薬物相互作用ガイドライン（最終案）．2014（http://www.nihs.go.jp/mss/T140710-jimu.pdf）
- ストール著（仙波純一，松浦雅人，太田克也監訳）：精神薬理学エセンシャルズ第 4 版．メディカル・サイエンス・インターナショナル，2015
- 日本臨床精神神経薬理学会専門医制度委員会編：臨床精神神経薬理学テキスト．星和書店，2008
- 日本認知症ケア学会：かかりつけ医による認知症者に対する向精神薬の使用実態調査に関する研究事業報告書．2013
- 日本老年医学会：高齢者の安全な薬物療法ガイドライン 2015（http://www.jpn-geriat-soc.or.jp/info/topics/pdf/20150401_01_01.pdf）
- 日本うつ病学会治療ガイドライン：Ⅰ．双極性障害 2012（http://www.secretariat.ne.jp/jsmd/mood_disorder/img/120331.pdf）
- 日本うつ病学会治療ガイドライン：Ⅱ．大うつ病性障害 2013（http://www.secretariat.ne.jp/jsmd/mood_disorder/img/130924.pdf）
- 三島和夫ほか：診療報酬データによる向精神薬処方実態．厚生労働科学研究費補助金平成 22 年度総括・分担研究報告書（研究代表者 中川敦夫），2010
- 日本産科婦人科学会／日本産婦人科医会：産婦人科診療ガイドライン 産科編 2014（http://www.jsog.or.jp/activity/pdf/gl_sanka_2014.pdf）

Contents

はじめに ii
本書の参考文献 iv
執筆者一覧 ix

第Ⅰ章　抗不安薬・抗うつ薬治療の基本 1

 1 抗不安薬治療を始めるときに，知っておくべきこと 2
 2 抗うつ薬治療を始めるときに，知っておくべきこと 8
 3 抗うつ薬に抗不安薬や睡眠薬を併用するとき 15
 4 双極性うつ病には抗うつ薬を使用しない 18
 5 精神科医への紹介が必要なうつ病 20
 6 抗不安薬をやめるときに，知っておくべきこと 22
 7 抗うつ薬をやめるときに，知っておくべきこと 24
 8 小児・思春期例に対する抗不安薬・抗うつ薬の使い方 26
 9 女性に対する抗不安薬・抗うつ薬の使い方 28
 10 高齢者に対する抗不安薬・抗うつ薬の使い方 31
 11 認知症に対する抗不安薬・抗うつ薬の使い方 33
 12 高血圧・心疾患をもつ人への抗不安薬・抗うつ薬投与 35
 13 腎疾患・泌尿器疾患をもつ人への抗不安薬・抗うつ薬投与 38
 14 呼吸器疾患をもつ人への抗不安薬・抗うつ薬投与 40
 15 消化器疾患をもつ人への抗不安薬・抗うつ薬投与 42
 16 その他の身体疾患をもつ人への抗不安薬・抗うつ薬投与 44
 17 薬剤によって惹起されるうつ病 46
 18 抗不安薬・抗うつ薬の代謝と相互作用 48
 19 抗不安薬・抗うつ薬を過量服用してしまったら 52
 20 抗不安薬・抗うつ薬を服用している人の自動車運転 54

第Ⅱ章　抗不安薬・抗うつ薬各論 57

A　不安症・うつ病のいずれにも用いる薬物 59

 1 選択的セロトニン再取り込み阻害薬（SSRI） 60
   ①エスシタロプラム 62
   ②フルボキサミン 63
   ③セルトラリン 64
   ④パロキセチン 65
 2 漢方エキス製剤 66

B 主に不安症に用いる薬剤 69
3-1 長期間使用することのあるベンゾジアゼピン系抗不安薬 70
① トフィソパム 72
② エチゾラム 73
③ フルタゾラム 74
④ ジアゼパム 75
⑤ メキサゾラム 76
⑥ フルトプラゼパム 77
⑦ クロナゼパム 78
3-2 長期間使用することのある非ベンゾジアゼピン系抗不安薬 79
① タンドスピロン 81
② カルテオロール 82
③ ヒドロキシジン 83
④ ガンマオリザノール 84
3-3 短期間使用するベンゾジアゼピン系抗不安薬 85
① クロチアゼパム 87
② ブロマゼパム 88
③ ロラゼパム 89
④ アルプラゾラム 90
⑤ フルジアゼパム 91
⑥ クロルジアゼポキシド 92
⑦ オキサゾラム 93
⑧ クロキサゾラム 94
⑨ メダゼパム 95
⑩ クロラゼプ酸二カリウム 96
⑪ ロフラゼプ酸エチル 97

C 主にうつ病に用いる薬物 99
4-1 選択的セロトニン・ノルアドレナリン再取り込み阻害薬(SNRI) 100
① デュロキセチン 101
② ミルナシプラン 102
③ ベンラファキシン 103
4-2 鎮静系抗うつ薬 104
① ミルタザピン 106
② ミアンセリン 107
③ セチプチリン 108
④ トラゾドン 109
4-3 ベンザミド誘導体 110
① スルピリド 111

D 重症うつ病・入院例に用いる薬物 113
5-1 非選択的セロトニン・ノルアドレナリン再取り込み阻害薬 114
① イミプラミン 116
② トリミプラミン 117
③ クロミプラミン 118

　　　　　④アミトリプチリン 119
　　　　　⑤ドスレピン 120
　　5-2　非選択的ノルアドレナリン再取り込み阻害薬 121
　　　　　①ノルトリプチリン 122
　　　　　②アモキサピン 123
　　　　　③ロフェプラミン 124
　　　　　④マプロチリン 125
　　5-3　中枢刺激薬 126
　　　　　①ペモリン 127

E　主に躁うつ病に用いる薬物 129
　　6-1　気分安定薬 130
　　　　　①炭酸リチウム 133
　　　　　②バルプロ酸 134
　　　　　③カルバマゼピン 135
　　　　　④ラモトリギン 136
　　6-2　非定型抗精神病薬 137
　　　　　①アリピプラゾール 139
　　　　　②オランザピン 140
　　　　　③クエチアピン 141

第Ⅲ章　Q&A 143

　　Q1　薬物を使わないで不安症を治す方法はありますか
　　Q2　パニック発作が起こったらどうしたらいいですか
　　Q3　薬物を使わないでうつ病を治す方法はありますか
　　Q4　うつ病の断眠療法，覚醒療法とはどんなものですか
　　Q5　抗不安薬・抗うつ薬と安定剤（トランキライザー）は違いますか
　　Q6　抗不安薬・抗うつ薬をのむと記憶が飛びますか
　　Q7　抗不安薬・抗うつ薬をのみつづけると効果が薄れますか
　　Q8　抗不安薬・抗うつ薬をのみつづけると依存症になりますか
　　Q9　抗不安薬・抗うつ薬をのみつづけると認知症になりますか
　　Q10　抗不安薬・抗うつ薬は緑内障の人にも使えますか
　　Q11　抗不安薬・抗うつ薬の代わりになるサプリメントはありますか
　　Q12　不安症・うつ病によい食品はありますか
　　Q13　妊娠中に抗不安薬・抗うつ薬をのんでも大丈夫ですか
　　Q14　授乳中に抗不安薬・抗うつ薬をのんでも大丈夫ですか
　　Q15　抗不安薬・抗うつ薬とアルコールをいっしょにのんではいけませんか
　　Q16　抗不安薬・抗うつ薬の効果に喫煙の影響はありますか
　　Q17　抗不安薬・抗うつ薬の処方日数は制限されているのですか
　　Q18　抗不安薬・抗うつ薬で副作用が出た時に救済されますか
　　Q19　嚥下障害のある患者さんに抗不安薬・抗うつ薬をのんでもらう方法はありますか
　　Q20　抗不安薬・抗うつ薬をジュースでのんでも大丈夫ですか
　　Q21　抗不安薬・抗うつ薬をお茶，炭酸飲料，アルカリイオン水などでのんでも大丈夫ですか
　　Q22　ジェネリック医薬品とはなんですか

付録 ... 149

1. 抗不安薬・抗うつ薬の発売年，商品名，剤型，後発医薬品の有無 ... 150
2. 抗不安薬・抗うつ薬の規制区分，処方日数制限，多剤投与制限 ... 153
3. 抗不安薬・抗うつ薬の用量，最高血中濃度到達時間（T_{max}），消失半減期（$T_{1/2}$），等価換算表 ... 155
4. 抗不安薬・抗うつ薬の胎児危険度分類と授乳の可否 ... 158

索 引 ... 162

Column

- 映画：アナライズ・ミー ... 6
- ジークムント・フロイト ... 6
- 森田正馬 ... 7
- 「源氏物語」の紫の上 ... 11
- アブラハム・リンカーン ... 11
- ヨハン・ヴォルフガング・フォン・ゲーテ ... 19
- アーネスト・ヘミングウェイ　降圧剤によって誘発された老年期うつ病 ... 37

memo

- 最初の抗不安薬は抗菌薬から発見された ... 7
- 企業のストレスチェック制度 ... 12
- 過労死自殺は企業の責任であると最高裁が認定した電通過労死事件 ... 14
- 日本の自殺率はいまだに高い ... 14
- 日本人は不安症やうつ病になりやすい？ ... 16
- 三環系抗うつ薬は抗ヒスタミン薬から生まれた ... 17
- 双極性障害の人は創造的な仕事に従事する ... 19
- 双極性障害の治療薬リチウムが世に出るのに20年以上かかった ... 21
- デューラーの版画「メランコリア」 ... 25
- SSRIブーム ... 27
- うつ病の疾病負荷はきわめて高い ... 30
- うつ病の脳内モノアミン欠乏説は降圧剤レセルピンのおかげ ... 37
- ブロックバスター ... 39
- 抗うつ薬の始まりは抗結核薬のイプロニアジド ... 41
- 医師は薬剤添付文書を参照し情報を収集しなければならない ... 43
- 産業革命がうつ病を引き起こした ... 45
- キルケゴールの「死にいたる病」 ... 47
- 不安症やうつ病による社会的損失 ... 51
- トリプトファン事件 ... 53
- 強迫症とPTSDは不安症のカテゴリーから外れた ... 55
- 後発医薬品（ジェネリック）とは ... 68
- ベンゾジアゼピン系抗不安薬の開発は偶然の産物（セレンディピティ） ... 80
- うつ病の増加は製薬会社の疾患喧伝？ ... 86
- 中枢刺激薬について ... 126

執筆者一覧

🔹編著

松浦　雅人　　田崎病院副院長，東京医科歯科大学名誉教授

🔹編集協力

田崎病院薬剤室

　　嘉手苅　克子

　　中澤　かおり

　　喜舎場　亜由子

　　金城　志摩

嬉野が丘サマリヤ人病院薬剤室

　　山城　睦子

　　島袋　早苗

　　久貝　千賀子

　　中山　萌

松浦　雅人（まつうらまさと）

1974 年	東京医科歯科大学医学部卒業
	その後，東京医科歯科大学精神科医員，助手，講師
1993 年	日本大学医学部精神科助教授
2000 年	駿河台日本大学病院精神科部長
2004 年	東京医科歯科大学大学院保健衛生学研究科教授
2014 年	東京医科歯科大学名誉教授　田崎病院副院長

その間，1996 年と 2000 年に英国クイーンスクエア病院に留学

〈おもな編著〉

「臨床神経生理検査の実際」新興医学出版社，2007 年

「睡眠検査学の基礎と臨床」新興医学出版社，2009 年

「臨床病態学」医歯薬出版，2009 年

「Neuropsychiatric Issues in Epilepsy」John Libbey，2010 年

「デジタル臨床脳波学」医歯薬出版，2011 年

「てんかん診療のクリニカルクエスチョン 200　改訂第 2 版」診断と治療社，2013 年

「睡眠とその障害のクリニカルクエスチョン 200」診断と治療社，2014 年

「内科医のための睡眠薬の使い方」診断と治療社，2015 年

第Ⅰ章
抗不安薬・抗うつ薬治療の基本

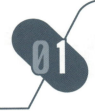

01 抗不安薬治療を始めるときに，知っておくべきこと

🔷 不安症には4種類ある

　不安は脅威を感じる状況では正常な情動である．不安症とは過剰な不安や心配が存在し，日常生活が著しく障害された状態である．全般性不安症，社交不安症（社会不安症），パニック症（パニック障害），広場恐怖症（アゴラフォビア）がある（表1）．2つの不安症を合併することも少なくなく，パニック症と広場恐怖症はしばしば合併する．また，不安症はうつ病と合併することが多く，特に全般性不安症はうつ病としばしば合併する．不安症は女性で男性より2倍ほど多い．小児・思春期から不安症の症状があっても，初めての受診は成人〜中年期であることが多い．未治療のまま経過すると慢性化し，QOLが著しく低下する．

🔷 不安症の治療は精神・心理療法が優先される

　精神療法と心理療法に違いはなく，精神科医が行うときは精神療法，臨床心理士が実施するときは心理療法とよばれることが多い．基本は支持的精神療法で，価値判断を棚上げして患者の訴えを傾聴し，言語や態度で共感したことを伝え，自己回復力による治癒をめざす．これは良好な医師患者関係を確立するためにも重要な技法である．また，不安に向き合って受け止め方を変える認知療法や，不安を惹起する状況の階層表を作り，段階的に曝露させる行動療法も行われる．不安症の治療のゴールは，不安に対処できるという自己効力感を回復することである．

表1 さまざまな不安症

	全般性不安症	社交不安症（社会不安症）	パニック症（パニック障害）	広場恐怖症（アゴラフォビア）
中核症状	あらゆることへの過剰な不安と心配	社会活動への過剰な不安と心配（日本ではかつて対人恐怖症とよばれた）	予期しない突然の不安発作（コントロールを失うのではないか，あるいは死ぬのではないかという恐怖を伴う）	特定の状況への不安（逃げるに逃げられない状況，逃げたら恥をかく状況など）
周辺症状	集中困難，疲労感，筋緊張，過覚醒，易怒性，睡眠障害	人に見られること，人前でスピーチすることなどの社交場面を回避する	また起こるのではないかという予期不安，引きこもりなどの回避行動	特定の状況を避ける回避行動
発症年齢	青年期発症が多い	幼少期から「こわがり」	青年期と30〜40歳代の2つのピークがある	すべての年齢
併存疾患	うつ病，緊張を要する状況でのパニック発作	うつ病，アルコール依存，摂食障害，社交場面でのパニック発作	広場恐怖症，うつ病，外傷後ストレス障害（PTSD）	特定の状況でのパニック発作

薬物療法を始めるときは心理教育を行う

　心理教育により余計な不安を取り除き，良好な医師患者関係を築くことが治療の前提となる．不安症患者は，治療しても治らないと思い込んでいたり，パニック発作を合併する例では重篤な身体疾患と悲観していたりすることがある．身体的ストレス（過労，睡眠不足，二日酔い，ダイエット，月経前後など）や心理的ストレスが強いと，誰でもパニック発作が起こり得ることなどを伝え，病気に対する正しい知識をもってもらう．自分には薬が効かないと思い込んでいたり，逆に薬ですべてが解決すると過剰な期待をもっていることもあるので，薬物についても正確な知識を提供する．

不安症の第一選択薬は抗不安薬でなく SSRI である

　不安症には4種類あるが薬物治療については同様である．いずれも第一選択薬は抗不安薬ではなく，選択的セロトニン再取り込み阻害薬（SSRI）である．SSRI はパニック発作や予期不安，広場恐怖にも効果があるが，効果発現が遅く，服薬直後に不安軽減などの自覚症状変化がない．そのため，効果がないと誤って判断されやすく，服薬アドヒアランスが不良となりやすい．SSRI の副作用は早期にみられるが，効果は遅れて発現することなどを十分に説明し，服薬アドヒアランスを向上させることが重要となる．なお，18歳未満の若年者（p.27，「小児・思春期例に対する抗不安薬・抗うつ薬の使い方」）や妊娠の可能性のある女性（p.29，「女性に対する抗不安薬・抗うつ薬の使い方」）への投与には，特別な注意が必要である．

抗不安薬を併用するときは依存症に注意する

　SSRI は効果発現が遅く，服用後に不安が増強することもあるため，不安症の治療初期に抗不安薬を併用することがある．特にいつ起こるか予測できないパニック発作をもつ場合は，アルプラゾラムや保険適応外であるがクロナゼパムなどの高力価の抗不安薬がよく使われる．ベンゾジアゼピン系抗不安薬は即効性があり，服薬直後に不安軽減を自覚できるため，依存症を引き起こすリスクがある．高力価で短時間作用型の薬物ほど依存のリスクが高い．ベンゾジアゼピン系抗不安薬は治療初期に限定して必要最小量を用い，SSRI の効果発現とともに漸減・中止するのがよい．アルコール依存や薬物依存の既往のある例では，当初からベンゾジアゼピン系抗不安薬は使用しないほうがよい．

ベンゾジアゼピン系抗不安薬は第3種向精神薬に指定されている

　ベンゾジアゼピン系抗不安薬は乱用の危険があるため，「麻薬および向精神薬取締法」により第3種向精神薬に指定され，厳重な管理が求められている．米国ではベンゾジアゼピン系薬物は乱用の可能性があるスケジュールIVに分類されているが，ニューヨーク州に限っては乱用の可能性が高いスケジュールII（精神的依存性大，身体的依存性中〜小）として厳重に規制されている．

🔹 ベンゾジアゼピン系抗不安薬の多くは処方日数制限がある

保険診療において，ベンゾジアゼピン系抗不安薬の多くは厚生労働大臣が定める1回14日分(クロラゼプ酸ニカリウム)，30日分(多くのベンゾジアゼピン系抗不安薬)，または90日分(ジアゼパム，クロナゼパム)を限度とする投薬期間の上限が設けられている．

🔹 抗不安薬は単剤で用いる

抗不安薬を2剤併用すると相乗効果があるというエビデンスはない．保険診療において抗不安薬は2剤までの多剤投与規制があり，これを超えて併用すると指導料や薬剤料・処方料が減額される．これにはベンゾジアゼピン系抗不安薬だけでなく，向精神薬指定や処方日数制限がないタンドスピロン，ガンマオリザノール，ヒドロキシジン，トフィソパムといった抗不安薬にも適用される．

🔹 抗不安薬は心身症にも用いられる

心身症とは，身体疾患の中で発症や経過に心理的因子が密接に関連するものをいう(日本心身症学会．表2)．器質的障害(潰瘍性大腸炎，気管支喘息など)と，機能的障害(過敏性腸症候群，過換気症候群など)とがある．治療は心身相関の観点から心療内科で行われることが多く，原身体疾患の治療と原因となったストレスへの対処が中心となる．必要に応じて長期処方が可能なベンゾジアゼピン系抗不安薬(トフィソパム，フルタゾラム，ジアゼパムなど)や非ベンゾジアゼピン系抗不安薬(タンドスピロン，ガンマオリザノールなど)が使用される．

表2 主な心身症

領域	疾患
呼吸器系	気管支喘息，過換気症候群，喉頭けいれんなど
循環器系	本態性高血圧症，狭心症，心筋梗塞，一部の不整脈など
消化器系	胃・十二指腸潰瘍，慢性胃炎，心因性嘔吐，過敏性腸症候群，胆道ジスキネジア，潰瘍性大腸炎，慢性膵炎など
内分泌・代謝系	神経性食欲不振症，神経性過食症，甲状腺機能亢進症，単純性肥満症，糖尿病など
神経・筋肉系	筋収縮性頭痛，片頭痛，慢性疼痛症候群，痙性斜頸，書痙など
泌尿・生殖系	夜尿症，神経性頻尿，心因性尿閉，心因性インポテンツなど
皮膚科領域	神経性皮膚炎，円形脱毛症，多汗症，蕁麻疹
産婦人科領域	更年期障害，婦人自律神経失調症，月経前緊張症など
眼科領域	原発性緑内障，眼精疲労など
耳鼻咽喉科領域	メニエル病，動揺病，アレルギー性鼻炎，咽喉頭部異常感など
歯科・口腔外科領域	顎関節症，義歯不適合症，補綴後神経症など

Case 01
20歳代，男性

◇主訴

　中学生の時，授業中にしばしば腹痛が出現し，トイレに行きたくてもいけないという辛い思いをした．高校生になってから，授業などその場から逃げ出せないような状況で動悸，呼吸苦，腹部膨満感が出現するようになったが，なんとか3年で卒業した．大学入学後，人前で話さなければならない機会が増え不安が増強した．

◇処方例（1～3のいずれかを用いる）
1) エスシタロプラム（レクサプロ®）10 mg，1錠，1x　夕食後
2) フルボキサミン（デプロメール®，ルボックス®）25 mg，2錠，2x　朝夕食後
3) パロキセチン（パキシル®）10 mg，1錠，1x　夕食後

◇コメント

　社交不安症であるが，小児期から特定の状況で軽いパニック発作があった．SSRI（エスシタロプラム，フルボキサミン，またはパロキセチン）を使用しながら，段階的に社交場面に曝露させ，不安に対処できるという自己効力感を獲得させる必要がある．

1) エスシタロプラムはうつ病・うつ状態とともに社会不安障害の適応をもつ．1日10 mgを1回投与し，必要に応じて20 mgまで増量する．若年者では投与直後や増量後の不安・焦燥・衝動性亢進などに注意する．
2) フルボキサミンもうつ病・うつ状態，社会不安障害，強迫性障害の適応をもち，1日50 mg（分2）から開始して，1日150 mgまで増量できる．投与後の悪心・嘔吐に注意．若年者では投与後や増量後に不安・焦燥・衝動性亢進が出現することがある．
3) パロキセチンもうつ病・うつ状態，社会不安障害，パニック障害，強迫性障害，外傷後ストレス障害への適応をもつ．1日10 mgを1回投与し，必要に応じて30 mgまで増量する．投与後の悪心・嘔吐に注意．若年者では投与直後や増量後に不安・焦燥・衝動性亢進，自殺関連行動などに注意する．突然の服薬中止を避ける．なお，パキシル®CRの適応はうつ病・うつ状態のみである．

Case 02
30歳代，女性

◇主訴

　日頃，ストレスは感じていなかったが，ある日満員電車の中で急に動悸がして呼吸困難を感じ，このまま死ぬのではないかと猛烈な不安感におそわれた．すぐに電車を降りたいと思ったが次の駅まで数分あり，必死に耐え続けた．次の駅で降りたとたんに息苦しさは消え不安もなくなった．その日以来，また電車で苦しくなったらどうしようと電車に乗るのが怖くなった．

◇処方例（1～2のいずれかを用いる）
1) セルトラリン（ジェイゾロフト®）25 mg，1錠，1x　朝食後
2) パロキセチン（パキシル®）10 mg，1錠，1x　夕食後

◇コメント

　パニック症である．SSRI（セルトラリン，パロキセチン）を使用しながら，段階的にパニックを生じた場面に曝露させ，不安に対処できるという自己効力感を獲得させる必要がある．治療初期には抗不安薬を併用することもある．

1) セルトラリンはうつ病・うつ状態，パニック障害，外傷後ストレス障害の適応をもつ．1日25 mg（分1）で開始し，必要に応じて100 mgまで増量する．投与後の悪心・嘔吐に注意．若年者では投与後や増量後に不安・焦燥・衝動性亢進などに注意する．
2) パロキセチンでもよい．1日10 mg（分1）で開始し，必要に応じて30 mgまで増量する．投与後の悪心・嘔吐，若年者では不安・焦燥・衝動性亢進，自殺関連行動などに注意する．突然の服薬中止を避ける．

Column

映画:アナライズ・ミー

◇主訴・経過

　ニューヨーク・マフィアの貫禄十分な二代目ボスは,ある日突然パニック発作を起こした.どこの病院で検査を受けても異常なしと言われ,精神分析医の診察を求めた.分析医は薬物療法が必要であることを説明したが,ボスは哀願と脅しでカウンセリングを要求した.精神分析の過程で,父親がマフィアの争いで目の前で殺されたという心的外傷が明らかとなり,子どもだったボスは危険を知らせることができたのに何もしなかったという自責感を抑圧していた.ボスはマフィアの総会で足を洗うと衝撃の告白をするが,映画の中ではパニック発作が治ったかどうかは明らかにされていない.

◇コメント

　精神分析療法では無意識の葛藤を自覚し,その葛藤に直面して受け入れることで治癒すると仮説される.映画が製作された当時の米国では精神分析が流行していたが,パニック症は心的外傷体験を伴うとは限らない.ボスが薬物療法を拒否したのは,薬に頼りたくない,あるいは薬が効くはずがないといった一般の人の心性に通じるものがある.治療の原則は薬物を併用しながら,不安階層表を作って段階的曝露法などの行動療法を行うことである.

Column

ジークムント・フロイト

◇主訴・経過

　フロイト(1856-1939)は若いときに汽車恐怖症があった.汽車旅行の前夜は眠れず,当日は不安や吐き気に襲われるが,汽車が走り出すと不安は消えた.30歳を過ぎたフロイトは自己分析を行い,4歳のときの家族旅行で夜の汽車の窓にあかあかと燃えるガス灯が地獄の火のように見えたことを思い出した.そのとき,激しい恐怖感に襲われ,それ以降汽車恐怖症が始まったことに思い至った.また,フロイトが40歳のときに父が亡くなり,そのころに不安症が発症し,常に疲労感と内臓を締め付けられる感じに悩まされた.幼児期の体験を回想すると,7歳のときに両親の性交を目撃したフロイトは母親に走り寄って抱きつき,父親にひどくしかられたことを思い出した.父が死亡したとき,フロイトの無意識の心は父親の死を願っていて,それが現実になったときに自分を罰し不安症が始まったと解釈した.ギリシャ神話のエディプス王の物語と結び付けてエディプス・コンプレックスと名付け,このような「理論化」によってフロイトは自らの不安症を克服した.

◇コメント

　精神分析療法は無意識の世界に埋没して忘れ去られた幼児期の体験を意識化し,その心の傷に対峙して自らに取り込むことによって治癒に結び付ける治療法である.現在の日本では,精神分析療法で用いられた古典的な自由連想法や夢分析がそのまま実施されることはない.

Column

森田正馬

◇主訴・経過

森田正馬（1874-1938）は幼少期から神経質な性格であったが，興味をもったこと，不思議なことは何でも実証してみようとする好奇心が旺盛な子どもであった．9〜10歳ころに村の寺で地獄絵を見てから死を恐れ，夜は不眠がちとなった．青年期には動悸・悪寒・戦慄と死の恐怖を伴うパニック発作を発症し，進級も危ぶまれる状態となった．友人のすすめもあって，死んでもいいと開き直ってがむしゃらに勉強したところ，よい成績をおさめてそれとともに健康を取り戻した．森田が精神科医になったころは，不安症にブロム剤，燐，砒素剤，亜鉛チンキなどが用いられたが，いずれも無効であることを知った．自らがパニック症を克服した体験と，国内外の文献を網羅して当時の安静療法，作業療法，説得療法，生活療法のエッセンスを組み合わせ，実地診療で改良を重ね，自らは家庭的療法と呼んだ独自の精神療法を創始した．

◇コメント

森田療法とよばれる治療法は，不安や苦悩をあるがままに受け入れ，とらわれにもとづく悪循環を断って自然治癒力にゆだね，自らの生きる欲望に基づいて目前の目標に取り組むというものである．その後も発展をつづけ，国内外で高い評価を得て，現在では外来森田療法が重視されている．

---

memo

最初の抗不安薬は抗菌薬から発見された

1945年，ロンドンの製薬会社に勤めていたフランク・ベルガーは新しい抗菌薬を開発するため，グラム陰性菌の殺菌剤の誘導体を作成してマウスで毒性実験を行った．結果は予想に反してマウスの動きを鎮め，この効果はトランキライゼーションとよばれた．その化合物はメフェネシンという名前で麻酔時の筋弛緩の目的で医療現場に用いられた．緊張した患者の意識を曇らせることなく，気分をリラックスさせたが，作用時間が短いことが欠点であった．1947年にベルガーは製薬会社を変わり，メフェネシンよりも作用時間が長く吸収がよい化合物メプロバメートを合成した．1955年にミルタウンという商品名で販売され，不安症に効果のあるトランキライザーとしてまたたく間に人気商品となった．1950年代後半には，米国人の20人に1人が服用して，多くの薬局の窓に「ミルタウン売りきれ」「ミルタウン明日入荷」などの張り紙が貼られたという．メプロバメートは耐性や依存作用が強く，現在は市販されていない．

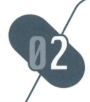

抗うつ薬治療を始めるときに，知っておくべきこと

🔹 うつ病は最初に一般内科を受診する

うつ病は「抑うつ気分」と，「興味または喜びの減退」の2つを中核症状とする(表1)．同時に，めまい，頭痛，動悸，耳鳴り，肩こりなどの身体症状を伴うことが多く，精神症状が目立たない例は仮面うつ病ともよばれる．うつ病患者が最初に精神科を受診する割合は10%にも満たず，ほとんどの患者はかかりつけ医を初診する．この1か月間に「気分が沈んだり，憂うつな気持ちになったりすることがよくありましたか」，あるいは「物事に興味がわかない，心から楽しめないという感じがよくありましたか」と問うことで，うつ病を見逃さないようにする必要がある．

🔹 うつ病は働き盛りの人に多い

うつ病は素因と環境因の相互作用によって発症するが，日本では社会経済的ストレスによってうつ病が発症するとの考えが広く認知された．そのきっかけは2000年の電通過労自殺裁判の最高裁判決(p.14 コラム)である．過重労働によってうつ病が発症し，その結果自殺が生じたとの司法判断がなされた．過労自殺は企業や国の責任とされ，うつ病予防が労働政策に反映され，労働環境改善が義務づけられた．最近は海外でも経済危機や失業がうつ病や自殺と結びつくことが強調されつつある．

🔹 うつ病には心理教育と支持的精神療法を行う

抑うつ症状があっても学業・仕事・生活などへの影響が軽微な場合を軽症うつ病といい，心理教育と支持的精神療法が優先される．心理教育とは，「やる気が出ないこと」「注意集中できないこと」「自分を責める傾向があること」はいずれもうつ病の症状で，なまけているわけではなく，性格が弱いわけでもなく，治療が必要な状態と伝える．支持的精神療法とは，訴えに傾聴し，苦悩に共感し，「そのような状況であれば，そのような感情を抱くことは無理のないことである」といったメッセージを伝える．自分を理解してもらえたという体験が自己回復力を促し，自然治癒につながる．

表1 うつ病の症状

中核症状		抑うつ気分(気分障害)，興味または喜びの減退(意欲障害)
周辺症状	精神症状	不安，恐怖，集中困難，疲労感，無価値感，自責感，自殺念慮
	身体症状	食欲低下，睡眠障害，めまい，頭痛，疼痛，動悸，耳鳴り，肩こり，性機能障害

小精神療法（笠原）とうつ症状の回復過程

笠原（笠原嘉：うつ病治療のエッセンス．みすず書房，2009）は外来で誰にでもできる短時間の精神療法を提案した（表2）．また，うつ症状の改善は，イライラがとれ，ついで不安がやわらぎ，やがて抑うつ気分が改善するなど，段階的に回復していくことを示した．白川らはこれとモノアミン系神経伝達物質の関与を関連づけている（図1）．

抗うつ薬が有効な例を見極める

生活史上の出来事や周囲の環境悪化がきっかけとなって生じた心因性あるいは反応性のうつ病には精神療法や環境調整が優先される．しかし，元来抑うつ的な性格であったり，うつ病の家族歴があったりするなど，素因の影響が強いうつ病は内因性うつ病といわれ，抗うつ薬が有効なことが多い．また，抑うつ症状は軽いが2年以上にわたって持続する持続性抑うつ障害（以前は気分変調症，あるいは抑うつ神経症など）でも，抗うつ薬を十分量使用することで改善することがある．

抗うつ薬は十分量を十分な期間使用する

うつ病の第一選択薬は新規抗うつ薬である．不安や心気症状の目立つうつ病には選択的セロトニン再取り込み阻害薬（SSRI），意欲低下や疼痛の目立つうつ病には選択的セロトニン・ノルアドレナリン再取り込み阻害薬（SNRI），不眠や食欲低下の目立つうつ病にはノルアドレナリン作動性・特異的セロトニン作動薬（NaSSA）などの鎮静系抗うつ薬を選択する．抗うつ薬は

表2　笠原の小精神療法

- うつ病は回復可能であることを繰り返し伝える
- 生活史や家族関係は控えめに話題にする
- 2～3週ごとにゆっくりと症状が変化することを伝える
- どの症状がよくなり，どの症状が残っているかを比較する
- 周囲の人へも心理的支持を行う
- 治療者の心構えとしてなかなか治らない原因を患者や家族の責任にしない

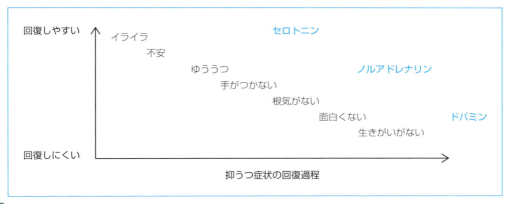

図1　抑うつ症状の回復過程（白川，笠原　Clinical Neuroscience, 2004）

単剤を十分量，かつ十分な期間用いるのが原則である．少量から開始して徐々に増量し，副作用がなければ保険診療上認められている最大用量（制限用量）まで用いる．十分な期間とは4週から8週をいい，その間3週間は最大用量を用いるようにする．

抗うつ薬は単剤を原則とする

抗うつ薬を1か月ほど使用しても全く効果がみられないか，むしろ悪化する場合には，ほかの抗うつ薬に切り替える．SSRIからほかのSSRIへと同じ系列に変更しても，SSRIからSNRIへと別の系列に変更しても，有効性に大きな違いはない．作用機序の異なる抗うつ薬を組み合わせる併用療法が優れるという報告があるが，単剤療法と併用療法の寛解率に差がないとする報告もある．併用療法の優位性が明らかでない現状では，効果や副作用，相互作用などの判断が容易な単剤療法が優先される．保険診療では抗うつ薬は2剤まで併用でき，それを超えると処方料や薬剤料が減算される．

Case（30歳代，男性）

◇主訴
　同期入社の仲間より一足早く半年前に課長に昇進した．上司の期待にこたえて，部下の働きやすい職場にしなければいけないと意気込んだ．家庭生活を省みることなく，平日は誰よりも早く出勤し，夜遅くまで仕事をした．昇進3か月後には新たなプロジェクトのリーダーとなり，土日も出勤するようになった．やがて朝早く目が覚めるようになり，日中の仕事に集中できなくなり，さらに仕事時間が増えた．あせる気持ちが強く，自分は誰よりも能力が低いのではないかと考えるようになった．次第に自分を責める気持ちが強くなり，「生きていてもしかたがない」と考えるようになった．

◇処方例（1〜4のいずれかを用いる）
1）デュロキセチン（サインバルタ®）20 mg，1錠，1x　朝食後
2）ミルナシプラン（トレドミン®）25 mg，2錠，2x　朝夕食後
3）ベンラファキシン（イフェクサー®SR），37.5 mg，1錠，1x　朝食後
4）ミルタザピン（リフレックス®またはレメロン®），15 mg，1錠，1x　寝る前

◇コメント
　うつ病についての心理教育を行い，治療には休養と抗うつ薬の服用が必要と伝える．薬の効果が出るまで時間がかかることを伝えて服薬アドヒアランスを高める．
1）デュロキセチンは20 mgから開始し，1〜2週間後に40 mgに増量し，最大60 mgまで使用する．朝食後投与で眠気が強いときは夕食後に投与する．投与後の悪心・嘔吐に注意．若年者では投与後や増量後に不安・焦燥・衝動性亢進が出現することがある．
2）ミルナシプランは50 mg（分2）から開始して，必要に応じて最大150 mgまで増量する．投与後の悪心・嘔吐，高齢男性では排尿困難に注意．若年者では投与後や増量後に不安・焦燥・衝動性亢進が出現することがある．
3）ベンラファキシンは37.5 mg（分1）から開始し，1週後より75 mgを投与する．増量は1週間以上の間隔をあけて1日用量として75 mgずつ行い，最大225 mgまで使用できる．投与後の悪心，嘔吐に注意．若年者では投与後や増量後に不安，焦燥，衝動性亢進が出現することがある．
4）ミルタザピン（リフレックス®またはレメロン®）は不眠や焦燥が強いときに用い，15 mg（1x寝る前）で開始し，必要に応じて1週間以上の間隔を開けて最大45 mgまで増量する．投与後の眠気や体重増加に注意．若年者では投与後や増量後に不安・焦燥・衝動性亢進が出現することがある．

Column

「源氏物語」の紫上

◇主訴・経過

　光源氏の正妻「紫上」はいたいけな幼女の日に源氏に見いだされ，理想の女性としてはぐくまれた．世間の人々からは「生けるかひあるさいはひ人」（生きている甲斐のあるしあわせな人），あるいは「かく足らひぬる人」（何ひとつ不足のなかった人）とうらやましがられた．源氏の腹違いの兄で病身であった先帝朱雀院は，紫上をはぐくんだように幸せにしてほしいと13歳の内親王女三宮を源氏に託した．先帝の御言葉は拒みがたく，女三宮は降嫁し，40代後半となっていた源氏の正妻となった．30代半ばとなっていた紫上は出家を申し出るが源氏は許そうとしない．やがて紫上は「御胸をなやみ給ふ」，二条院へ移って御修法を行うも病状は一進一退を繰り返す．「病気で大そうお苦しみになった御気分以来，とても加減が悪くて，どうといって取り立てるほどではないが，何となく体調がすぐれない日々が長引いている．重態でないけれども歳月が重なったので恢復の望みもなく，たいそう衰弱が目立って頼りなくなる一方であった」といった状態になった（槇佐知子：日本の古代医術－光源氏が医者にかかるとき－．文春新書，1999より引用）．

◇処方例

　現代であれば新規抗うつ薬（SSRI，SNRI，NaSSAなど）を使用する．

◇コメント

　「紫上」はうつ病を発症したと考えられる．著者の紫式部は平安時代にうつ病の人を見ていて，その症状を小説に反映させたのではなかろうか．

Column

アブラハム・リンカーン

◇主訴・経過

　20歳代前半のリンカーン（1809-1865）は猛烈な読書量と，夜昼なしに法律を勉強するという生活をしていた．26歳のとき，下宿の美しく聡明な娘がチフスで亡くなった時，人が変わったように塞ぎ込み，引きこもり，死に場所を探して銃をもって森を彷徨った．32歳の時には，州議員としての多忙さに加えて弁護士の資格を得ようと無理をし，婚約も破談して，絶望を口にし，周囲の人は彼が自殺するのではないかと心配した．当時，診察した医師はヒポコンドリー（心気症）と診断している．二度のうつ病を経験した後も，リンカーンは長期にわたって沈滞した抑うつ気分と悲観的な思考と闘い続けた．周囲の人々はこれほど寡黙で，口が重く，心を開かない人物はいないと感じた．孤独に耐えて深く思索し，世界を悲しく厄介な場所と見切った．個人的な悩みから社会の大きな問題への洞察を深め，自分の人生の意味を新しく方向づけすることでうつ病を克服し，偉大な指導者の叡智に到達し，米国の歴史上でも最も尊敬された大統領となった（ジョシュア・ウルフ・シェンク（越智道雄訳）：リンカーン：うつ病を糧に偉大さを鍛え上げた大統領．明石書店，2013より引用）．

◇処方

　抗うつ薬を処方されたようだが，効果があったようにはみえない．

◇コメント

　リンカーンはその長身痩躯の体形から遺伝的な結合組織の疾患であるマルファン症候群ではないかとの議論があるが，マルファン症候群にうつ病の発症が多いとのエビデンスはない．双極性障害ではなかったかという議論もあるが，リンカーンに躁状態があったという証拠はない．慢性的な軽うつ病者は他人のために苦しみ，過剰なまでに献身する職業に就くことがある．

memo

企業のストレスチェック制度

精神疾患の労災請求・認定件数は増加の一途をたどり，2014年には労災認定497人，そのうち99人は自殺・自殺未遂者で，いずれも過去最高となった．2015年12月に改正労働安全衛生法が施行され，従業員数が50人を超える事業所では年に1度のストレスチェックが義務化された．メンタルヘルス不調者を早期に発見し，本人の申し出に応じて医師による面接指導を行い，職場環境の改善につなげることを目的としている．厚労省が推薦する職業性ストレス簡易調査票（付表）は，ストレスの原因，自覚症状，周囲のサポートに関する57項目の質問からなる．ほかのストレス調査票でもよいが，検査は医師や保健師，あるいは厚労大臣が定める一定の研修を修了した看護師や精神保健福祉士が実施する．検査結果を事業所に提供する場合には，必ず本人の同意が必要である．また，診療にかかわる費用は事業所に請求することになる（参考：労働安全衛生法に基づく ストレスチェック制度 実施マニュアル http://www.mhlw.go.jp/bunya/roudoukijun/anzeneisei12/pdf/150507-1.pdf）．

付表 職業性ストレス簡易調査票

A. あなたの仕事についてうかがいます．最もあてはまるものに○を付けてください．	そうだ	まあそうだ	ややちがう	ちがう
1. 非常にたくさんの仕事をしなければならない	1	2	3	4
2. 時間内に仕事が処理しきれない	1	2	3	4
3. 一生懸命働かなければならない	1	2	3	4
4. かなり注意を集中する必要がある	1	2	3	4
5. 高度の知識や技術が必要なむずかしい仕事だ	1	2	3	4
6. 勤務時間中はいつも仕事のことを考えていなければならない	1	2	3	4
7. からだを大変よく使う仕事だ	1	2	3	4
8. 自分のペースで仕事ができる	1	2	3	4
9. 自分で仕事の順番・やり方を決めることができる	1	2	3	4
10. 職場の仕事の方針に自分の意見を反映できる	1	2	3	4
11. 自分の技能や知識を仕事で使うことが少ない	1	2	3	4
12. 私の部署内で意見のくい違いがある	1	2	3	4
13. 私の部署と他の部署とはうまが合わない	1	2	3	4
14. 私の職場の雰囲気は友好的である	1	2	3	4
15. 私の職場の作業環境（騒音，照明，温度，換気など）はよくない	1	2	3	4
16. 仕事の内容は自分にあっている	1	2	3	4
17. 働きがいのある仕事だ	1	2	3	4

B. 最近1か月間のあなたの状態についてうかがいます．最もあてはまるものに○を付けてください．	ほとんどなかった	ときどきあった	しばしばあった	ほとんどいつもあった
1. 活気がわいてくる	1	2	3	4
2. 元気がいっぱいだ	1	2	3	4
3. 生き生きする	1	2	3	4
4. 怒りを感じる	1	2	3	4
5. 内心腹立たしい	1	2	3	4
6. イライラしている	1	2	3	4
7. ひどく疲れた	1	2	3	4
8. へとへとだ	1	2	3	4
9. だるい	1	2	3	4

10. 気が張りつめている………………………………	1	2	3	4
11. 不安だ…………………………………………………	1	2	3	4
12. 落着かない……………………………………………	1	2	3	4
13. ゆううつだ……………………………………………	1	2	3	4
14. 何をするのも面倒だ…………………………………	1	2	3	4
15. 物事に集中できない…………………………………	1	2	3	4
16. 気分が晴れない………………………………………	1	2	3	4
17. 仕事が手につかない…………………………………	1	2	3	4
18. 悲しいと感じる………………………………………	1	2	3	4
19. めまいがする…………………………………………	1	2	3	4
20. 体のふしぶしが痛む…………………………………	1	2	3	4
21. 頭が重かったり頭痛がする…………………………	1	2	3	4
22. 首筋や肩がこる………………………………………	1	2	3	4
23. 腰が痛い………………………………………………	1	2	3	4
24. 目が疲れる……………………………………………	1	2	3	4
25. 動悸や息切れがする…………………………………	1	2	3	4
26. 胃腸の具合が悪い……………………………………	1	2	3	4
27. 食欲がない……………………………………………	1	2	3	4
28. 便秘や下痢をする……………………………………	1	2	3	4
29. よく眠れない…………………………………………	1	2	3	4

C. あなたの周りの方々についてうかがいます．最もあてはまるものに○を付けてください．				
	非常に	かなり	多少	全くない
次の人たちはどのくらい気軽に話ができますか？				
1. 上司………………………………………………	1	2	3	4
2. 職場の同僚………………………………………	1	2	3	4
3. 配偶者，家族，友人等…………………………	1	2	3	4
あなたが困った時，次の人たちはどのくらい頼りになりますか？				
4. 上司………………………………………………	1	2	3	4
5. 職場の同僚………………………………………	1	2	3	4
6. 配偶者，家族，友人等…………………………	1	2	3	4
あなたの個人的な問題を相談したら，次の人たちはどのくらいきいてくれますか？	1	2	3	4
7. 上司………………………………………………	1	2	3	4
8. 職場の同僚………………………………………	1	2	3	4
9. 配偶者，家族，友人等…………………………	1	2	3	4

D. 満足度について				
	満足	まあ満足	やや不満足	不満足
1. 仕事に満足だ……………………………………	1	2	3	4
2. 家庭生活に満足だ………………………………	1	2	3	4

memo
過労死自殺は企業の責任であると最高裁が認定した電通過労死事件

　2000年に最高裁が「過労自殺を企業の責任と認める」との画期的な判決を行った（最高裁判所第二小法廷，平成12年3月24日，判夕第1028号）．これは1991年に当時24歳の電通社員の男性が自宅で自殺した電通過労死事件とよばれるものである．前年に大学を卒業し，電通に入社してからの1年5か月間，休日は1日もなく半日有休を取っただけだったという．4～5日に一度の割合で深夜2時過ぎまで残業し，自殺直前には3～4日に一度は徹夜で残業し，睡眠時間は30分～2時間半だった．翌年の春ごろから「自分は役に立たない」，「人間としてもう駄目かもしれない」と口にするようになり，車で蛇行運転したりパッシングしたりといった不審な行動がみられ，「霊が乗り移った」などと異常な言動をするようになった．7月23～26日の出張を終え，27日午前6時ごろに帰宅した後，28日午前10時ごろ風呂場で縊死しているところが発見された．

　当時の電通では長時間残業が常態化しており，残業時間は自ら申告することとされていたが，実際には少なく申告していた．上司はこのような状況を認識しており，男性に対して帰宅してきちんと睡眠をとり，それで業務が終わらないのであれば，翌朝早く出勤して行うようになどと指導したという．それでも業務は所定の期限までに遂行することが前提であった．職場にはタイムカードがなかったが，ビルの管理員巡察実施報告書が過酷な勤務時間を証明した．父親は電通に対し，従業員への安全配慮義務を怠ったとして総額約1億6300万円の損害賠償を求める訴訟を起こした．一審で東京地裁は「常軌を逸した長時間労働が自殺の原因．会社側は社員の健康に配慮する義務を尽くしていなかった」と電通に約1億2600万円の支払いを命じた．電通側は会社側に責任がないと控訴し，二審では自殺した男性や両親の側にも責任の一端があると賠償を減額した．その後，最高裁は電通側の上告を棄却して第二審を破棄した．差し戻し審で電通が謝罪し，約1億6800万円の賠償を支払うこと，同様の事故の再発防止の誓約をすることで和解が成立した．過労自殺に対するはじめての司法判断であり，この判決以来過労自殺の原因は企業にあるという司法判断が相次いだ．

memo
日本の自殺率はいまだに高い

　1998年（平成10年）に日本の自殺者数は前年の24,391人から32,863人に急増し，それ以降毎年3万人を超す異常事態となった．2006年（平成18年）には自殺対策基本法が成立してさまざまな社会経済的施策が講じられ，2009年（平成21年）ごろから減少傾向となり，2012年（平成24年）にようやく3万人を下回った（付図）．それでも自殺急増前の1997年（平成9年）の水準に戻っただけで，欧米諸国と比べていまだ高く，特に15～35歳の若年者の自殺死亡率の高さが際立っている．日本の自殺率には地域差がみられるため，2016年に自殺対策基本法が改正され，地域における自殺対策強化が盛り込まれた．

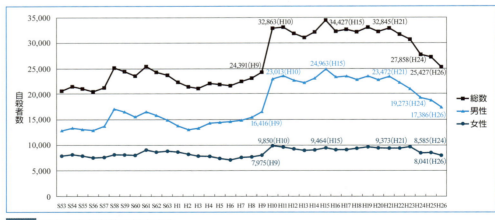

付図　日本の自殺者数の年次変化
資料：警察庁自殺統計原票データより内閣府作成

03 抗うつ薬に抗不安薬や睡眠薬を併用するとき

うつ病治療に抗不安薬を併用する

　うつ病のおよそ2/3は抗うつ薬に反応するが，完全に症状が消失するのは1/3に過ぎない．特に不安症を合併するうつ病は抗うつ薬に反応しにくかったり，うつ症状改善後にも不安症状が残遺しやすい．SSRIやSNRIは効果発現までに2〜4週間かかるため，不安の強いうつ病例には治療開始時に抗うつ薬とともに抗不安薬を併用することがある．ベンゾジアゼピン系抗不安薬を併用するときは，あらかじめ中止時期を伝えて長期投与にならない工夫が必要である．不安や焦燥が強い例では最初から鎮静系抗うつ薬の使用を考慮する．鎮静系抗うつ薬であるNaSAAのミルタザピン使用例はベンゾジアゼピン系抗不安薬の併用率が少ないというデータがある．

うつ病治療に睡眠薬を併用する

　うつ病の90%は不眠を合併する．うつ病の不眠は早朝覚醒が特徴といわれるが，入眠困難や中途覚醒も多い．悪夢を伴うことがあり，悪夢は自殺企図に関連するといわれる．初期治療に睡眠薬を併用して不眠を改善させることで，うつ病の寛解率が高まり自殺念慮も低減する．また，うつ病に前駆して不眠がみられることが多いので，不眠に対する早期の対処がうつ病の発症予防ともなる．うつ病から回復したのちに不眠が残遺する人はうつ病の再発率が高く，不眠の治療を継続することがうつ病再発の予防につながる．ベンゾジアゼピン系睡眠薬は医原性依存症を生じる可能性があるので，非ベンゾジアゼピン系睡眠薬を使用する．

SSRIは抗不安薬や睡眠薬の血中濃度を上昇させる

　SSRIはチトクロームP450（CYP）阻害作用をもつので，抗不安薬や睡眠薬を併用するとその血中濃度が上昇し予期せぬ副作用が発現することがある．特に，フルボキサミンはCYP1A2と2C19を強く，2D6と3A4を弱く阻害し，睡眠薬のラメルテオンとは併用禁忌である．パロキセチンとセルトラリンはCYP 2D6を阻害する（p.48「抗不安薬・抗うつ薬の代謝と相互作用」参照）．

抗うつ薬による不眠やレストレス・レッグス症候群に注意

　SSRIやSNRIは副作用として不眠が生じることがある．また，セロトニン5-HT_{2A}受容体遮断作用をもつ鎮静系抗うつ薬（ミルタザピンやミアンセリンなど）はレストレス・レッグス症候群（restless legs syndrome：RLS）を惹起することがある．むずむず脚症候群ともよばれる，夕方から夜間にかけて下肢にむずむずするような，虫が這うような不快感を感じ，入眠がさまたげられる．原因薬

剤を中止することが原則であるが，持続するようならクロナゼパムやドパミン作動薬を用いる．

🔹 抗うつ薬によるアカシジアもある

アカシジアとは静座不能症と訳され，薬物服用後に体や足がそわそわしてじっと座っていられない，歩きたくなるといった症状が生じる．抗精神病薬で起こることが多いが，抗うつ薬でも生じる．原因薬剤を中止することで対応するが，抗コリン薬を使用することもある．アカシジアとRLSは治療薬が異なるので鑑別が必要である（表1）．

表1 レストレス・レッグス症候群とアカシジアの鑑別

	レストレス・レッグス症候群（RLS）	アカシジア
共通点	脚を動かしたいという強い欲求，じっとしていると症状が増悪	
自覚症状	下肢の深部の異常感覚（むずむずする，虫が這うような，ちくちく刺されるような，引っ張られるような不快感）	体や足がそわそわ，いらいらする，座ったままでいられない，じっとしていられない，下肢のむずむず感，灼熱感，あまりに苦しくて自傷行為に及ぶ場合もある
他覚症状	下肢を締め付ける，ばたばたと動かす，屈伸を繰り返す，歩き回る	足踏み，姿勢の頻繁な変換，歩き回る
好発時間帯	夕方から夜間に悪化	1日中，眠気と関連しない
睡眠への影響	入眠困難	あまり影響しない
原因となる向精神薬	抗うつ薬（ミルタザピン，ミアンセリン），抗精神病薬	抗精神病薬（アリピプラゾールで多い），スルピリド，抗うつ薬（三環系，SSRI，SNRI），タンドスピロン，バルプロ酸
その他の原因となる薬剤	抗ヒスタミン薬，制吐薬（プロクロルペラジン，メトクロプラミド）	ドネペジル，ドロペリドール，フェンタニル，インターフェロン製剤，消化性潰瘍用薬，消化器用薬，抗アレルギー薬，血圧降下薬，抗がん薬
治療	ドパミン作動薬が有効	抗コリン薬，β遮断薬が有効
抗ヒスタミン薬への反応	増悪	改善

---

memo

日本人は不安症やうつ病になりやすい？

セロトニン・トランスポーターには遺伝的多型があり，日本人は欧米人に比べ機能が低いS型遺伝子が多いといわれる．S型遺伝子をもつ人は不安や恐怖の表情に対して扁桃体が大きく反応することが知られ，他人の表情を読み取ることに長けており，調和的な行動をとりやすい．信頼と助け合いが重んじられたかつての日本社会はその反映かもしれない．しかし，集団よりも個人の利益が優先される競争社会では，扁桃体が反応しやすいS型遺伝子をもつ人は不安や恐怖を感じやすく，不安症やうつ病が多く発症するかもしれない．

Case

40歳代,女性

◆**主訴・処方例**

　不安,不眠,動悸,意欲低下などが生じたため,近医内科を受診したところうつ病と診断された.三環系抗うつ薬のアモキサピン 50 mg(2x,朝夕食後)を投与したところ,2週後には気持ちがやや楽になり,意欲が回復したが,少しそわそわする感じがあった.さらなる抗うつ効果を期待して,アモキサピン 100 mg(2x,朝夕食後)に増量したところ,その2週後にはそわそわしてじっとしていられなくなった.歩き回っても楽にはならないが,歩き回らずにはいられない.アモキサンの副作用でアカシジアが生じたと考えられ,ベンゾジアゼピン誘導体のクロナゼパム 1 mg(1x,夕食後)を追加したが効果はなかった.そこで,アモキサピンを 5 mg に減量し,クロナゼパムを中止して抗コリン薬であるビペリデン 2 mg(2x,朝夕食後)を使用した.翌日にはそわそわはやや改善し,翌週にはじっとして落ち着いていることができるようになった.

◆**コメント**

　抑うつ症状は三環系抗うつ薬のアモキサピンで改善したが,副作用としてアカシジアが出現した.アカシジアに対してクロナゼパムを使用したが効果なく,抗コリン薬であるビペリデンを使用して消失した.

〔厚生労働省重篤副作用疾患別対応マニュアル
(http://www.mhlw.go.jp/topics/2006/11/dl/tp1122-1j09.pdf)より引用・改変〕

---

memo

三環系抗うつ薬は抗ヒスタミン薬から生まれた

　スイスの若い精神科医ローランド・クーンは,製薬会社から依頼されて抗ヒスタミン薬開発によって合成されたイミプラミンの研究を始めた.1950年に統合失調症の治療に用いたところ,抗ヒスタミン薬に生じる鎮静作用とは逆の興奮作用を生じることに気づいた.幻覚が悪化したように見えたが,クーンは抑うつ状態が改善し,幻覚に正常に反応するようになったと結論づけた.そして,うつ病患者に試みたところ劇的な効果を認め,患者自身も「奇跡の薬」と評価した.クーンは,イミプラミンの抗うつ作用の発見は偶然と幸運がもたらしたと述べ,パスツールの「幸運は準備された心に微笑む」という名言に同意すると付け加えた.

双極性うつ病には抗うつ薬を使用しない

🔹 難治性うつ病に双極性うつ病が紛れている

　双極性障害はしばしばうつ病で始まる．双極性うつ病に抗うつ薬を使用すると躁転したりして病像が不安定になり，治療が困難になる．初発のうつ病を長期間追跡した研究では約 2 割が双極性障害へ移行したという．過去に気分高揚，活動性亢進，多弁，睡眠欲求の低下などの明らかな躁病エピソードがあれば双極 I 型障害である．躁病エピソードが軽く持続も短い場合は双極 II 型障害である．軽躁病は自己親和的で病的との認識が薄いため，本人から軽躁病エピソードを訴えることはなく，家族や知人からも病歴を聴取する必要がある．

🔹 家族歴と既往歴に注目する

　25 歳未満の若年発症のうつ病は双極性うつ病の可能性がある．家族歴に双極性障害があるかどうかを聴取する．1 年間に 2 回以上のうつ病エピソードがある，自殺企図の既往歴があるなども双極性障害を示唆する．過去に抗うつ薬治療を行った既往があれば，躁転のエピソードがなかったかどうかを詳細に聴取する．軽躁病の既往が確認されれば双極性うつ病と判断し，抗うつ薬は使用せず，気分安定薬を考慮する．

🔹 非定型な抑うつ症状から双極性うつ病を疑う

　抑うつ状態を呈していながら，焦燥感，執拗さ，いやな考えがかけめぐる思考促迫などがみられ，過剰なエネルギーを伴う場合は双極性うつ病の可能性がある．話しながら泣き出したりする気分不安定，周囲への暴言・暴行，器物破損，自傷行為，買い物・ギャンブルなど衝動制御の悪さも双極性うつ病を示唆する．抑うつ状態のときに過眠や過食を呈する非定型うつ病や，冬季にうつ病が悪化する季節性うつ病も双極性障害へ移行することがある．

🔹 病前性格に注目する

　元々明るく活発な発揚性性格，熱中しやすくこだわりの強い執着性性格，気分の波がある循環性性格などは双極性障害の可能性がある．発揚性性格の人の抑うつ状態に抗うつ薬を使用すると，落ち着かなくなることがある（抗うつ薬の賦活症候群）．執着性性格の抑うつ状態は，抗うつ薬によって軽躁状態が出現することがある（躁転）．循環性性格の人は，抗うつ薬によって躁とうつを頻繁に繰り返すことがある（急速交代化）．

双極性障害には気分安定薬を用いる

双極性障害の初期に気分安定薬の炭酸リチウムを使用すると良好な反応が得られ，衝動性や攻撃性にも効果があり，自殺リスクを低下させるというエビデンスがある．リチウムに反応しない場合は，バルプロ酸，カルバマゼピン，ラモトリギンなどの気分安定作用をもつ抗てんかん薬を使用する．これらの気分安定薬は即効性がないため，急性期には非定型抗精神病薬を併用することがある．

Column

ヨハン・ヴォルフガング・フォン・ゲーテ

◇主訴・経過

　ゲーテ(1749-1832)は16歳の時，最初の躁状態が生じた．ケーチヒェンに恋したが成就せず，その後うつ状態を呈した．21歳のとき再び躁状態となり，シャルロッテとの恋愛を契機に「若きウエルテルの悩み」を書いた．30歳の躁状態ではシュタイン夫人に恋し，その体験に基づいて「ウイルヘルム・マイスター」や「タッソー」を執筆した．36歳の時にはうつ状態を呈してイタリアへの失踪事件を起こした．37歳のときには4回目の躁状態を呈し，華々しい恋愛を契機に幾多の作品が生まれた．39歳からおよそ20年近くも安定した壮年時代があったが，皮肉なことにこの健康な時期には傑作は生まれていない．57歳の時に5回目の躁状態を呈してからは，きっちり7年周期で躁状態がみられ，80歳の最後の躁状態のときにはさすがに恋愛沙汰はなかったが「ファウスト」や「詩と真実」を完成させた．82歳で波乱の生涯を閉じた．

　ゲーテは18世紀前半のドイツ「疾風怒濤」文学の旗手であり，詩作，叙事詩，芸術，自然科学など幅広く活躍し，枢密院顧問官(大臣)として多忙な公務生活を送った時期もある．ゲーテの文学は実在の人物をモデルにして現実に密着しており，読者の共感に支えられて不滅の名声を維持し，現在なお読み継がれている．

◇処方例

　現在であれば炭酸リチウムの適応と考えられる．

◇コメント

　ゲーテには計8回の躁うつの波があり，躁状態の時期に旺盛な創造性を発揮した．彩り豊かな女性関係もみられたが，それぞれの女性に相応の配慮をしている．唯一フリーデリーケには不誠実に接したが，そのため罪の意識を抱き続け，後年に「ファウスト」の理想の女性グレートヒェンとして描いている．ゲーテには際立った逸脱行動はなく，躁状態でなく軽躁状態であったと思われ，双極Ⅱ型障害と考えられる．

---

memo

双極性障害の人は創造的な仕事に従事する

　Kyagaらは，スウェーデンの縦断的登記簿に基づき，双極性障害の人々とその健常な同胞は創造的な職業により多く就いていたことを報告した．創造的職業に就く傾向は第一度親族で最も高率で，患者から血縁が離れるにつれて徐々に低下した．IQの差ではこれを説明できなかった．さらに対象を拡大し，過去数十年間のスウェーデン人口をほとんど網羅して，創造性がほかの精神疾患とも関連するのかについて調べた．その結果，ダンサーや研究者，写真家や作家など，芸術的な職業や科学分野の専門職など，クリエイティブな職業に就いている人全体では，双極性障害のみが有意に多く，ほかの精神疾患ではそのようなことはなかった．なお，作家については，うつ病，不安症，物質乱用など，ほかの精神疾患の有病率も高かったという(Kyaga et al, Br J Psychiatry 199: 373-379, 2011; J Psychiatr Research 47: 83-90, 2012)．

05 精神科医への紹介が必要なうつ病

精神科医への紹介が必要なうつ病例（表1）

　治療開始後1か月たってもSSRIやSNRIなどの第一選択薬に反応しなかったり，かえって状態が悪くなってしまったら，治療抵抗例と考えて精神科医に紹介する．3か月たって少しは回復しているものの，本来の状態とはかけ離れているような場合も，難治性と考えて「専門家の助言を聞いてみましょう」などと伝えて精神科医に紹介するのがよい．双極性障害が疑われる例は，気分安定薬や非定型抗精神病薬の使用を検討する必要がある．発達障害，薬物依存症，パーソナリティ障害を合併するうつ病も難治化しやすい．入院治療が必要な例も精神科医への紹介が必要である．

入院治療が必要なうつ病例（表2）

　抑うつ症状のために学業・仕事・生活などに大きな支障をきたしている場合は中等症のうつ病で，学業・仕事・生活などが維持できなくなっている場合は重症のうつ病と考えられる．抑うつ状態では否定的認知に傾きやすく，集中力，判断力が障害されるため，重要事項の決断は先延ばしにしてもらう．内面に強い自責の念を秘めている場合は，「がんばれ」とか「しっかりしろ」という激励は負担になり，かえって抑うつ感を強める．気晴らしも楽しいとは思えず，逆効果になりうることを家族に伝える．精神療法単独で治療することは勧められず，抗うつ薬を使用する．外来治療で改善しない例，家族が疲弊しきっている例，現在の環境から離れないと休息できない例などは入院適応となる．休養して枯渇したエネルギーを蓄えましょうと伝える．

表1　精神科医への紹介が必要なうつ病例
1. 標準的な抗うつ薬治療に反応しない治療抵抗例，難治例
2. 双極性障害が疑われる例
3. 発達障害，薬物依存症，パーソナリティ障害を合併する例
4. 入院治療が必要な例

表2　入院治療が必要なうつ病例
1. 自殺企図の既往，自殺の恐れが強い例
2. 妄想の強いうつ病例
3. 現在の環境から離れないと休養できない例
4. 家族が疲弊しきっている場合
5. 外来治療で改善しない例

希死念慮のあるうつ病

　一般人口に比べると，外来通院のうつ病患者の自殺危険率は5倍，入院治療が必要なうつ病患者では10倍，自殺未遂で入院したうつ病患者で20倍といわれる．特に，自殺の家族歴のある人，独居の高齢男性，アルコール依存症や慢性身体疾患をもつ人などがハイリスク群である．外来治療で希死念慮を訴えるうつ病例には通院回数を増やし，次回の通院日までは自殺企図をしないよう約束させる．薬物は一度に服用しても重篤な結果にならない内容の低用量を短期間（たとえば1週間）で処方する．過量服用によって心伝導障害を生じる三環系抗うつ薬は避ける．処方薬をため込んでいないかどうか，家族には注意深く見守ってもらう．自殺がさしせまっている場合は，精神科病院への入院治療を勧めるが，入院すれば自殺企図を防げるわけではない．精神科医に紹介する場合は主治医に見捨てられたという気持ちを引き起こさないため，精神科医と連携して治療するというメッセージを伝える．

精神病症状を伴う重症うつ病

　精神病症状とは幻覚や妄想，あるいは興奮や昏迷などの極端な行動障害をいう．うつ病の妄想には，罪業妄想，心気妄想，貧困妄想など，気分に一致した微小妄想（抑うつを主題とする妄想）が多いが，ときには被害関係妄想のように気分に一致しない妄想もみられる．精神病症状を伴ううつ病は重症であり，寛解後の再発率も高い．SSRIやSNRIなどの新規抗うつ薬に反応しにくく，三環系抗うつ薬（アモキサピンなど）を単剤で用いることもあるが，抗うつ薬と非定型抗精神病薬の併用が必要になることが多い．

---

memo

双極性障害の治療薬リチウムが世に出るのに20年以上かかった

　オーストラリアの精神科医ジョン・ケイドは1948年にリチウム塩が躁病に有効であることを発見した．その発想は単純で，うつ病ではある化学物質が少なく，躁病ではそれが過剰なため，その分解物が尿に多く排出されると考えた．そして躁病患者の尿中物質の毒性を調べるためにリチウム塩に溶解してモルモットに投与した．すると，モルモットから本来の臆病さが消え，刺激に対して反応しなくなり，落ち着いた状態を呈した．実験を繰り返すと，鎮静作用はリチウムイオンそのものによることがわかった．リチウム塩は19世紀にてんかん，痛風，がん，糖尿病などさまざまな病気に試みられた歴史があり，ケイド自身も服用して安全性を確認した．そして1人の躁病患者に投与したところ劇的な効果をみて，さらに9人の患者に投与した．1949年の「オーストラリア医学雑誌」にその画期的な効果を発表したが，あまり読まれない雑誌であった．精神医学の領域でリチウムの有効性が広く知られるようになったのは1960年代半ばになってからであった．それでもリチウムは安価で特許もないミネラルであり，製薬会社は関心を示さなかった．米国の市場にリチウムが登場するのは1970年で，ケイドの報告から20年以上経っていた．

抗不安薬をやめるときに，知っておくべきこと

抗不安薬の中止時期と離脱症状

　不安症やうつ病の治療初期に抗不安薬を併用することがあるが，SSRIなどの抗うつ薬による治療が奏効し，不安があっても何とか対処できるという自己効力感が回復したら抗不安薬を漸減・中止する．ベンゾジアゼピン系抗不安薬を突然中止すると，不安，易刺激性，感覚過敏などの離脱症状（表1，図1）が出現することがある．高用量を長期間服用していた例ではせん妄やけいれんなどの重篤な離脱症状も起こる．高力価で半減期の短い抗不安薬では減量時にも離脱症状が生じる．半減期の長い薬物でも離脱症状は生じるが，遅れて生じるので認識されにくい．

ベンゾジアゼピン系抗不安薬はゆっくりと減量・中止する

　ベンゾジアゼピン系抗不安薬を漸減・中止するときは，1～2週間おきに1/4程度をゆっくりと減量する漸減法と，週に1～2日の休薬日を設け非服用日を徐々に延長する隔日法とがある（図2）．両者を併用して行うこともある．作用時間の短いベンゾジアゼピン系抗不安薬は数か月間の長い時期をかけて，作用時間の長いベンゾジアゼピン系抗不安薬は1か月程度の比較的短い期間で中止する．アルプラゾラムは高力価で，これを長期間，高用量使用している例では中止が難しくなるので，クロナゼパムなどの長時間作用型のベンゾジアゼピン系薬剤にいったん切り替え，その後にゆっくりと離脱するとよい．中止時にカルバマゼピンを併用すると，その酵素誘導作用によってベンゾジアゼピン系薬剤の血中濃度が低下するので，漸減・中止が容易になるという指摘もある．

対人関係療法を応用する

　対人関係療法は不安症やうつ病だけでなく，双極性障害にも有効な精神療法である．対人関係場面では互いに何らかの役割があり，われわれはその役割どおりの言動を期待する．対人場面で曖昧なコミュニケーションを続けると，互いの役割期待にずれが生じ，大きなストレスとなる．自分が相手にどのような役割を期待しているのかを素直に伝え，相手が自分にどんな役割を期待しているのかについて直接問う必要がある．このようなコミュニケーション能力を身に付けることで，相手には相手の事情があることに気づき，周囲の人の反応をすべて自分に結びつける傾向を解消でき，対人ストレスを軽減できる．

表1 ベンゾジアゼピン系抗不安薬の離脱症状

不安，易刺激性，不眠，聴覚過敏，感覚過敏，悪心，集中困難，振戦，離人感，ミオクローヌス，せん妄，けいれん

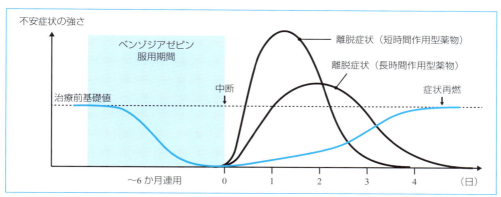

図1 ベンゾジアゼピン系抗不安薬の中断後の経過

短時間作用型の抗不安薬を中断すると直後に離脱症状が自覚されるので中止しにくい．一方，長時間作用型の抗不安薬でも離脱症状が生じるが，遅れて出現するので自覚されにくい．抗不安薬中止後に症状が治療前の水準に戻った場合は症状再燃と考える．

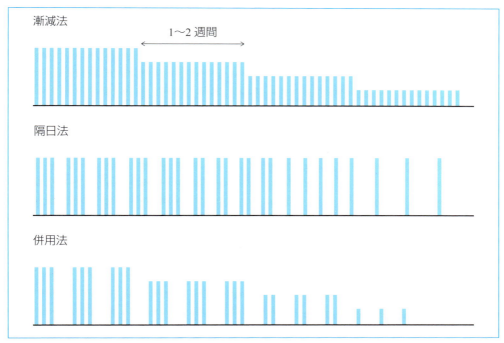

図2 抗不安薬のやめ方

1〜2週間おきに1/4程度をゆっくりと減量する漸減法と，非服用日を徐々に延長する隔日法とがある．両者を併用して減量・中止することもある．

07 抗うつ薬をやめるときに，知っておくべきこと

🔹 抗うつ薬中止の判断は慎重に行う

うつ病は回復するが，再発しやすい病気である．うつ病から回復してすぐに治療をやめると，半年以内に20%が再発し，5年間では2/3が再発する．初発のうつ病が寛解した後は，急性期に用いた抗うつ薬の同量を半年間継続する．精神病性うつ病の場合は1年程度継続したほうがよい．再発したうつ病が寛解した後は，2年以上継続することが勧められる．うつ病から回復したのち，1/3程度の例で不眠や倦怠感を残遺することがあり，このような例は再発リスクが高いので，抗うつ薬の中止の判断は特に慎重を要する（表1）．

🔹 抗うつ薬の中止は緩徐に行う

抗うつ薬を急速に中止すると，緩徐に中止した場合に比べてうつやパニックの再発までの期間が短い．また，SSRIやSNRIなどの抗うつ薬を急速に減量あるいは中止すると，めまい，知覚異常などの中止後症候群が出現する（表2）．特に，パロキセチンによる中止後症候群の報告が多く，次いでセルトラリンが多い．パロキセチンは最近5 mg錠が発売され，またジェネリックでは4分割が可能な10 mg錠が発売されて緩徐な減量がしやすくなった．減量中に抑うつ症状が悪化した場合には減量前の量にいったん戻す必要がある．

表1　抗うつ薬の中止を考慮する条件

- 初回のうつ病エピソード
- 軽症エピソード
- 薬物反応がよい
- 残遺症状がない
- 併存疾患がない
- 周囲からのサポートが期待できる

表2　SSRI/SNRIの中止後症候群

発現時期	服薬中止1〜3日後
持続期間	数日〜10日程度
症状	耳鳴り（シャンシャン），電気ショック様感覚（ビリビリ），脳の異常感覚（横にずれる，ねじれる），平衡感覚障害（めまい，悪心，ふらつき），頭痛，筋肉痛，腹痛，下痢，鼻汁，運動失調，振戦，かすみ目，複視

認知行動療法を応用する

　うつ病から回復後にも集中困難，うっかりミス，忘れやすさなどがみられることが多い．回復後もしばらくは頻繁に休憩をとる，メモをつける，やるべきことに優先順位をつける，計画表をつけるなどを指導し，自分ができると思う程度の半分くらいできればちょうどよいと伝える．認知行動療法はうつ病の再発予防のエビデンスがあり，うつ病への保険適応が認められている．気分や行動に影響を及ぼしている極端な考え（歪んだ認知）に気づき，それが現実的かどうかを検討し，より幅広いとらえ方（適応的な認知）ができるように修正していく精神療法である．日本では専門家が少なく提供できる施設が限られていることと，構造化された治療法とはいえ治療者間に技術の差があることが問題である．そこで，自らのネガティブな認知を客観的な目でみる態度を身に付けるとよい．ポジティブな認知に変える必要はなく，自動的に生じるネガティブな認知から距離をとることで対処法も生まれる．

---

memo

デューラーの版画「メランコリア」

　16世紀初頭の版画家アルブレヒト・デューラーの傑作「メランコリアⅠ」（付図）では，小屋の前に腰かけた翼のある女性が右手にコンパスと本を抱えている．しかし彼女が見ているのは手元の本ではなく，版画の枠外のどこか遠くのようである．背後の小屋の壁には，魔方陣が描かれ，鐘，大きな砂時計，はかりがつるされている．その向こうを巨大な彗星が飛んでいる．当時は天体の運動がメランコリアを生じると考えられていた．

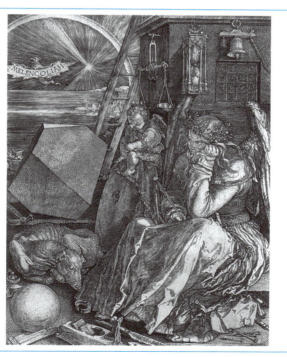

図　「メランコリアⅠ」銅版画，アルブレヒト・デューラー

小児・思春期例に対する抗不安薬・抗うつ薬の使い方

💧 小児の不安症には分離不安症や選択性緘黙がある

子どもは自ら不安を訴えることはない．分離不安症とは，愛着をもっている人（おもに母親）から離れることが予測される状況で，不適切で過剰な恐怖が持続することをいう．選択性緘黙とは，ほかの状況では話すことができるのに，学校などの話すことが期待される社会的状況では一貫して話すことができず，学業や対人的コミュニケーションが阻害されることをいう．

💧 小児の不安症にベンゾジアゼピン系抗不安薬は用いない

小児の不安症には心理療法や家族療法が優先される．ベンゾジアゼピン系抗不安薬を用いると，イライラ，焦燥，興奮などの逆説的反応がみられたり，脱抑制によって行動障害が著明になったりすることがある．小児不安症に対するプラセボ比較対照試験では，SSRIの有効性が示されているが，その添付文書には小児・思春期例では賦活症候群や自殺関連行動が多くみられるとの記載がある．小児・思春期への薬物の使用は慎重に行い，特に投与直後や増量後 2 週間は十分な観察が必要である．

💧 小児・思春期のうつ病は非定型な症状を呈する

小児期発症のうつ病はまれであるが，虐待などの家庭機能の障害と関連して生じ，男児に多い．環境調整と家族療法が優先される．思春期発症のうつ病はまれでなく，女児に多く，家族機能の障害は少なく，うつ病の家族歴があることが多い．自ら抑うつ気分を訴えることは少なく，不機嫌になったり，怒りっぽくなったり，食欲が低下して体重が減少したり，昼夜逆転の生活となったりする．思春期のうつ病は自然に寛解することが多いが再発も多く，双極性障害へ移行することもまれでない．

💧 小児・思春期のうつ病には抗うつ薬が効かない？

日本では小児・思春期例への有効性と安全性に関する試験が行われていないが，海外で実施された 18 歳未満のうつ病患者を対象とした抗うつ薬のプラセボ対照臨床試験では有効性が確認できなかった．日本うつ病学会などでは，小児・思春期のうつ病例に薬物療法の可能性が否定できるわけではないが，まずは心理社会的支援を実施すべきとしている．

💧 抗うつ薬は衝動性を亢進させる？

抗うつ薬の添付文書の「重要な基本的注意」には，「不安・焦燥・興奮・パニック発作が現れることがあり，基礎疾患の悪化，攻撃性・他害行為が報告されている」と記載されており，このようなリスクを家族に説明することが求められている．FDA は 2004 年に抗うつ薬による

行動毒性を jitteriness（イライラ）あるいは activation syndrome（賦活症候群）とよんで，添付文書に黒枠警告した．特に 24 歳以下の若年うつ病患者に高用量の SSRI を投与した場合に 3 か月間は自傷行為が生じやすいといわれる．

抗うつ薬は若年者の自殺リスクを高める？

スルピリドを除くすべての抗うつ薬の添付文書の「効能・効果」欄には，「24 歳以下の若年者では抗うつ薬により自殺関連行動が増加し，自殺念慮・自殺企図のリスクが増加する」と記載されている．しかし，うつ病の症状としても自殺行動が出現するため，抗うつ薬によって自殺リスクが高まったかどうかの判断は難しい．現在，日本では 18 歳未満のうつ病に対して，パロキセチン投与には警告が出され，ほかの抗うつ薬については注意喚起とされている．18 歳未満のうつ病に対する抗うつ薬投与に関して，英国や米国も含め，これまでの措置について表1 にまとめた．

なお，「25 歳以上の患者における自殺念慮や自殺企図の発現リスクの上昇は認められず，65 歳以上の高齢者においてはそのリスクが減少した」と記載されている．

表1 18 歳未満のうつ病への抗うつ薬投与

	英国　MHRA	米国　FDA	日本
2003 年	パロキセチンが小児の自殺関連行動を増加させると報告され，パロキセチンは 18 歳未満のうつ病に禁忌．ついでほかの SSRI や SNRI も禁忌．	パロキセチンの 18 歳未満への投与は注意喚起とされ，ついでほかの抗うつ薬 10 種類も注意喚起．	パロキセチンは 18 歳未満のうつ病に禁忌．
2004 年		すべての抗うつ薬に対して，18 歳未満で自殺関連行動の警告（禁忌措置なし）．	SSRI のフルボキサミンと，SNRI のミルナシプランは 18 歳未満のうつ病に注意喚起．
2005 年	禁忌措置が見直され，注意喚起となった（EU 統一措置）．		
2006 年			パロキセチンは 18 歳未満のうつ病に警告，ほかの抗うつ薬は注意喚起．
2007 年		すべての抗うつ薬に対して，24 歳以下で自殺関連行動の警告．	すべての抗うつ薬で自殺リスクの警告を，18 歳未満から 24 歳以下へ．

memo

SSRI ブーム

1993 年にピーター・クレイマーが，長年にわたって抑うつ状態で悩み，精神分析を受けていた人がプロザック®（フルオキセチン）をのむことで一気に元気になり，暗い性格も明るく変わったと報告してセンセーションを巻き起こした．うつ病は性格の弱さや欠陥ではなく，薬によって回復する病気として社会に受け入れられた．1994 年のニューズウィークには，プロザック®は「クリネックスほどの親しみと，ミネラルウォーターほどの社会的地位を獲得した」と報道された．2004 年には SSRI は米国で最も売れている医薬品となり，2008 年のネイチャー誌には多くの科学者が創造性や生産性を向上させる目的で SSRI を服用しているとの記事が掲載された（Maher B: Nature **452**: 674-675, 2008）．しかし，その後，若年者の攻撃性や自殺関連行動の増加，賦活症候群やセロトニン症候群，中止後症候群などの不都合な副作用があいついで指摘され，SSRI ブームは終焉した．

09 女性に対する抗不安薬・抗うつ薬の使い方

🔷 抗不安薬や抗うつ薬は高齢女性で多く使用されている

　不安症やうつ病は女性が男性より2倍多いといわれる．処方箋の実態調査では，ベンゾジアゼピン系抗不安薬の処方率は男性より女性で高く，加齢とともにさらに高くなる．抗うつ薬は男性では働き盛りの40歳代前後で多く使用されていたが，女性では50歳以降に多くなり，60歳以上では男性の2倍使用されていた．閉経周辺期には女性ホルモンの変動に関連して，のぼせ，ほてり（ホットフラッシュ），多汗などの血管運動症状が生じる．このような更年期障害に対してホルモン補充療法が行われるが，外国ではSSRIやSNRIが更年期の血管運動症状への効果が報告された．

🔷 月経前不快気分障害にはSSRIが用いられる

　月経前に何らかの身体的，精神的変調をきたすことがあり，月経前緊張症あるいは月経前症候群とよばれる．その中で，著しい不安や抑うつ気分，あるいは感情不安定を伴う場合に月経前不快気分障害（premenstrual dysphoric disorder：PMDD）とよばれる．PMDDの薬物療法ガイドラインではSSRIが第一選択薬とされ，黄体期のみに服用する間欠療法が行われる．月経が不規則だったり，間欠療法で効果が不十分な場合は継続療法も行われる．SSRIが効果のない場合はSNRIのデュロキセチンやミルナシプランが用いられる．

🔷 抗うつ薬による体重増加に注意

　鎮静系抗うつ薬や三環系抗うつ薬は抗ヒスタミン作用とセロトニン5-HT_{2c}受容体阻害を併せもち，体重増加が無視できない．スルピリドは食欲亢進，体重増加，高プロラクチン血症が高頻度に生じる．オランザピンやクエチアピンといった非定型抗精神病薬は食欲増進，体重増加，インスリン抵抗性増大，脂質代謝異常をきたし，メタボリック症候群のリスクが高くなる．体重増加は特に女性で服薬アドヒアランス低下に結びつきやすい．体重が5%以上増加した場合には，食生活の改善や運動の指導，薬剤の変更などを考慮する．

🔷 周産期は不安症やうつ病が多い

　妊娠は女性にとって幸福なので精神的に安定した時期であるというのは神話にすぎない．妊娠中と出産後1か月間は周産期とよばれ，母親はストレスによる不安症やうつ病の発症リスクが高い．母親の妊娠中のうつ病が治療された場合と比較して，うつ病が未治療のままの場合は，出生した児の発達を含む全般的な転帰が悪いといわれる．また，出産後は赤ちゃんが生まれて嬉しいはずなのに，4人に1人がマタニティーブルーとよばれる軽いうつ状態になる．産後う

つ病の頻度は10〜15％と高く，子どもの虐待やネグレクトのリスクになる．このような例では産婦人科医や小児科医の協力を得て，多職種チームによるアプローチが望ましい．

妊娠初期には薬物の使用は制限される

妊娠検査が陽性になるのは妊娠4週ごろであるが，一般にそれ以前の妊娠3週（受精前〜妊娠3週）までは薬剤による流産（胎芽死亡）のリスクがある．妊娠4週から7週までは器官形成期で，薬剤による大奇形のリスクがある．実際には因果関係が証明された薬剤は少なく，ワルファリンによる胎芽病，バルプロ酸やカルバマゼピンなどによる二分脊椎など少数である．妊娠8週から12週までは口蓋や外性器などの形成は続いており，薬剤による小奇形が生じうる．13週以降の妊娠後期には催奇形のリスクは少ないが，NSAIDsによる胎児毒性（動脈管早期閉鎖）などは生じうる．一般内科では妊娠週数が明らかでない患者が訪れるので，女性患者には常に妊娠の可能性を念頭において薬物を使用する必要がある．

妊娠中に抗不安薬や抗うつ薬を使用するかどうかは個別に判断する

日本の添付文書は妊娠中の薬物投与について7段階で記載（表1）し，欧米に比べて妊婦に対して使用禁止と読み取れる薬物が極端に多い．抗不安薬や抗うつ薬については治療上の有益性が危険性を上まわると判断される場合にのみ投与することと，いわゆる有益性投与が多い．健康な女性でも3〜5％の新生児に形態異常が生じ（ベースラインリスクという），これと比べて抗不安薬や抗うつ薬がより高い頻度で奇形を生じるかどうかについては一定の見解はない．しかし，たとえばSSRIのパロキセチンは催奇形性のリスクが懸念され，新生児の離脱症状もあることから，妊娠中の使用に適した薬剤とはいえない．妊婦自身の健康維持のためには抗不安薬や抗うつ薬が必要な例もあり，使用するかどうかを個々の例ごとに判断する．

ベンゾジアゼピン系抗不安薬服用者は分娩前に漸減する

分娩直前にベンゾジアゼピン系薬剤を服用すると，新生児が低体温，傾眠傾向，呼吸能力低下，授乳困難などのfloppy infant症候群を生じることがある．特に高力価，高用量，長時間作用型薬剤でリスクが大きい．また，出生後数日から3週以内に，落ち着きのなさ，筋緊張亢進，反射亢進，ふるえ，下痢，嘔吐などの新生児離脱症候群を生じることがあり，数か月持続した例も報告されている．分娩前に高用量のベンゾジアゼピン系薬物を服用している人は，分娩前に漸減することが望まれる．

表1 妊娠中の薬物投与に関する添付文書上の記載表現

1. 投与しないこと
2. 投与しないことが望ましい
3. 治療上の有益性が危険性を上まわると判断される場合にのみ投与すること
4. 減量または休薬すること
5. 大量投与を避けること
6. 長期投与を避けること

抗不安薬は授乳中の使用が制限される？

　母乳中へ移行する薬物のほとんどが添付文書上は「授乳を避けること」と記載されている．抗不安薬はほとんどが母乳中へ移行するが，抗うつ薬は母乳への移行は少ない．実際に高力価のベンゾジアゼピン系抗不安薬のアルプラゾラムを突然中止して乳児に離脱症候群が生じた例が報告された．SSRI やほかのうつ薬に関しては大きな悪影響はないと考えられる．一般に母乳育児のメリットは大きく，児の感染症予防にとどまらず，将来的な疾病予防にも関与する．WHO は生後 6 か月までの完全母乳栄養を推奨しており，2 歳まで授乳継続のメリットがあると指摘している．授乳を希望する母親には，内服後から授乳までの時間を空ける，夜は児を寝かしつけてから服薬するなど，継続しながら薬剤を投与できる工夫も重要となる．

うつ病の疾病負荷はきわめて高い

　疾病負荷（burden of disease）とは疾病により失われた生命や生活の質のことであり，疾病率，死亡率，経済的コストから計算される．その指標として，障害調整生命年（DALYs）がある．DALY は「早死にすることによって失われた年数」と「障害を有することによって失われた年数」を足したもので，1DALY とは健康な状態で過ごす人生を 1 年間失ったことを意味する．障害の程度は 0（良好な健康状態）から，1（死亡）までウエイト "diability weight" が付けられている．各種疾患のなかでもうつ病のウエイトは最も高い（付表）．WHO によると，うつ病の疾病負担は 2020 年には第 2 位，2030 年には第 1 位になると推定されている（WHO　http://www.who.int/healthinfo/global_burden_disease/GBD_report_2004update_full.pdf）．

表　各種疾患の diability weight

	軽度	中等度	重度
うつ病	0.159	0.406	0.655
脳卒中	0.021	0.076～0.312	0.539～0.567
アルコール症	0.259	0.346	0.549
パーキンソン病	0.011	0.263	0.549
認知症	0.082	0.346	0.438
HIV/AIDS	0.053（HIV 治療中）	0.221（AIDS 発症前）	0.547（HIV 未治療）
がん	0.294（原発巣治療）	0.484（転移がん）	0.508～0.519（末期）

（Global Burden of Disease Study 2010. Lancet **380**: 2224-2260, 2012）

高齢者に対する抗不安薬・抗うつ薬の使い方

高齢になるとうつ病が増加する

高齢になると健康問題や慢性疾患を抱え、死別などの喪失体験が増え、うつ病が増加する。65歳まではうつ病は女性に多いが、65歳を超えると男性の増加率が増え、80歳ころには逆転して男性のほうが多くなる。高齢者のうつ病は心気的で身体的訴えが多く、不安や焦燥が目立ち、自殺の危険性も高い。幻覚や妄想を伴う精神病性うつ病もまれでない。治療反応性が悪い例が多く、病識に乏しく、もう治らないと信じていることもある。

慢性疾患をもつ人はうつ病の発症率が高い

冠動脈疾患の10〜20%、脳血管障害の15〜30%、パーキンソン病の約30%、内分泌疾患の20〜60%に、うつ病が合併するといわれる。特に脳卒中後はうつ病発症率が高く、血管性うつ病(vascular depression)という術語もある。重症脳卒中、55歳未満の若年発症、男性、そして脳卒中後2年間は自殺のハイリスク群である。

高齢者は薬物の副作用が出やすい

高齢者は消化管機能が低下するが、薬物の吸収に関する機能低下は小さい。しかし、肝血流・肝細胞機能低下により薬物代謝能が低下し、消失半減期が延長して血中濃度が高くなりやすい。細胞内水分が減少し、脂肪量が増加するため、脂溶性薬物の抗不安薬は蓄積しやすい。成人に比べて高齢者では抗不安薬の効果持続がおよそ1.5倍になると考えてよい。低用量で開始して必要最小量にとどめる。薬物の血中濃度変化(薬物動態)と組織の反応性(薬力学)が変化し、副作用が出やすくなる(表1)。

高齢者は多剤が併用されることが多い

高齢者は身体合併症をもつ人が多く、多剤が投与されている。WHOは5種類以上の薬物併用を多剤投与としているが、65歳以上では3割、75歳以上では4割が多剤投与であるという。SSRIなどはCYP阻害作用をもち、他剤の血中濃度を上昇させ、予期せぬ副作用が生じることがある(p.48「抗不安薬・抗うつ薬の代謝と相互作用」参照)。

高齢者に慎重な投与が必要な薬物

診療報酬データを用いた実態調査では、ベンゾジアゼピン系薬物の処方率は加齢に伴って増加し、処方率は女性が男性より多いが、男性では処方力価が高い傾向があるという。日本老年医学会は2015年に「高齢者薬物療法のガイドライン」を改訂し、高齢者に慎重な投与が必要

な薬物のリストを作成した（表2）．ベンゾジアゼピン系抗不安薬は，過鎮静，認知機能低下，せん妄，転倒・骨折などのリスクのため，高齢者に投与すべきでないとしている．三環系抗うつ薬，スルピリドも用いるべきでないとされている．SSRIに筋弛緩作用はないが，高齢者の転倒，骨折のリスクを高めるという報告がある．まれに抗利尿ホルモン不適合分泌症候群（SIADH）が生じることがある．三環系抗うつ薬だけでなくSNRIのミルナシプランも高齢者に尿閉を生じる．

高齢者の制限用量が成人より低い薬剤に注意

抗不安薬ではアルプラゾラムの制限用量が成人2.4 mgに対して，高齢者1.2 mgと低い．エチゾラムも成人3 mgに対して，高齢者1.5 mg，メキサゾラムが成人3 mg，高齢者1.5 mgである．抗うつ薬では，ミルナシプランの制限用量が成人100 mgに対して，高齢者60 mgと低い．このような制限用量を知らないためか，実際には高齢者に高用量が処方されている例が少なくない．

表1 加齢に伴う薬物動態と薬力学の変化

	加齢変化	高齢者への影響（対策など）
吸収	胃pH上昇，胃運動性の低下，胃排泄の遅延，腸血流の低下	加齢による影響は限定的（鉄剤やビタミン剤は影響される）
分布	細胞内水分の減少，脂肪量が増加（とくに女性）	抗不安薬・抗うつ薬の多くは脂溶性で，組織に蓄積する（水溶性薬物は血中濃度が上昇しやすい）
血清蛋白	アルブミンの減少，γグロブリンの増加	アルブミンに結合する薬物の遊離型の割合が増加（副作用が生じる）
肝代謝	肝血流低下，酵素活性の低下	代謝低下により，最大血中濃度（C_{max}）が上昇する（投与量を減らす）
腎排泄	腎血流量と糸球体濾過量の減少	腎排泄型薬物では半減期（$T_{1/2}$）が延長する（服用間隔を伸ばす）
薬力学	加齢に伴いベンゾジアゼピンなどの中枢抑制薬や抗コリン剤などへの感受性が亢進する	感受性亢進により副作用が出やすい

表2 高齢者に慎重な投与が必要な薬

薬物	対象	主な理由	推奨
SSRI	消化管出血	消化管出血のリスク悪化	慎重投与
ベンゾジアゼピン系抗不安薬	すべての高齢者	過鎮静，認知機能低下，せん妄，転倒・骨折，運動機能低下	使用する場合，最低必要量をできるだけ短期間とする．長時間作用型は使用しない．
スルピリド	すべての高齢者	錐体外路症状	使用する場合は50 mg/日以下に
三環系抗うつ薬	すべての高齢者	認知機能低下，せん妄，便秘，口腔乾燥，起立性低血圧，尿閉	可能な限り使用を控える
非定型抗精神病薬	認知症	血糖値上昇，錐体外路症状，過鎮静，認知機能低下，脳血管障害と死亡率の上昇	必要最少量の使用にとどめる

（日本医療研究開発機構研究費：日本老年医学会　高齢者の薬物治療の安全性に関する研究研究班（編）：高齢者の安全な薬物療法ガイドライン2015．メディカルビュー社，2015　を元に作成）

11 認知症に対する抗不安薬・抗うつ薬の使い方

認知症はうつ病で始まることが多い

認知症の初期には新しいことを覚えられない，あるいはこれまでできていたことができなくなったという自覚がある．今までの自分とは違うと不安になり，自分がどうなっているのかと混乱し，自信を喪失し，情けないと感じ，抑うつ状態を呈することが多い．アルツハイマー型認知症でもみられるが，特にレビー小体型認知症はうつ病で初発することが少なくない．

高齢者うつ病は認知症と誤まられる

高齢者のうつ病は注意力や判断力が低下して，一見すると認知症のようにみえ，仮性認知症とよばれる（表1）．認知機能検査でも低い得点を示すが，真の認知症では頑張って答えを間違えるのに対して，うつ病性仮性認知症では質問に対してすぐにわからないと答え，努力を放棄してしまう．治療によって抑うつ症状が改善すれば，認知機能障害とみえた症状も回復する．

認知症の行動心理症状（BPSD）に抗不安薬や抗うつ薬が用いられる

認知症の中核症状は記憶障害と見当識障害であるが，病期に応じて幻覚，妄想，興奮，徘徊などの周辺症状や問題行動が出現し，BPSD（behavioral and psychological symptoms of dementia）とよばれる．日本認知症ケア学会による「かかりつけ医による認知症者に対する向精神薬の使用実態調査」によると，高齢者に慎重投与が求められている抗不安薬や抗うつ薬が使用されている実態が明らかとなった．特にベンゾジアゼピン系抗不安薬のエチゾラムの使用例が多く，

表1 うつ病性仮性認知症と真の認知症の鑑別

	うつ病性仮性認知症	認知症
症状の自覚	ある	少ない
深刻さ	目立つ	乏しい
反応速度	緩徐	正常
質問への態度	努力放棄	取り繕い
記憶機能	ない，あるいは短期記憶も長期記憶も同等に障害	初期より遅延再生が障害
見当識	保たれる	障害される
再認	保たれる	障害される
描画	貧弱，不完全	障害される
失語，失行，失認	ない	進行するとみられる

次いでクロチアゼパムが使用されていた．抗うつ薬はパロキセチンが多く用いられていた．また，かかりつけ医はスルピリドを多く使用していた．いずれも必要最小量を慎重に用いるべきである．

認知症に抗精神病薬を用いるときはインフォームドコンセントを得る

FDA は 2005 年に認知症に抗精神病薬を使用すると死亡率が上昇し，特に定型抗精神病薬でリスクが高いと報告した．また，抗精神病薬投与後に脳血管障害の発現リスクが上昇すると指摘した．日本で行われている前向き研究（J-CATIA）の中間報告では，認知症に抗精神病薬を使用して死亡率が上昇したというエビデンスは確認されていない．しかし，添付文書には外国の事例として記載されており，抗精神病薬は認知症の BPSD に保険適応がないことから，使用するときは本人および家族にインフォームドコンセントを得る必要がある．

抗認知症薬と炭酸リチウムの併用に注意

抗認知症薬のコリンエステラーゼ阻害薬は副交感神経刺激を介して徐脈を悪化させる．また，炭酸リチウムは洞不全症候群や房室ブロックによる徐脈を引き起こすことがあり，両者の併用には注意が必要である．

Case

70 歳代，男性

◇主訴・経過
　急速に記憶力が低下し，イライラして衝動的で人柄が変わったようになった．やがて，何もせずに虚空をじっと眺めて過ごすようになり，食欲が落ちて体重が 5 kg 低下した．近医で急速に進行する認知症を疑われて紹介受診となった．診察には協力的で気分を問うと「大丈夫」と答えるが，頻繁にため息をついた．声量は小さく，返答までに時間がかかった．MMSE は 20 点であったが，遅延再生や見当識に問題はなかった．テストの結果には関心がないようであった．頭部 MRI 検査ではラクナ梗塞と軽度の脳室拡大を認めた．脳波は正常であった．甲状腺検査を含む血液検査には異常はなかった．

◇処方例
　SNRI のデュロキセチン（20 mg より開始し，1 週間以上の間隔をあけて 20 mg ずつ増量）投与で無為と情動平板化は徐々に改善し，3 か月後には回復した．

◇コメント
　うつ病の精神運動制止により認知症類似の状態を呈したうつ病性仮性認知症である．精神運動緩慢，発語量の低下，アパシーなどを特徴とし，認知機能検査では成績が低下するが，対応する脳画像所見や脳波所見を欠く．抗うつ薬の十分量を十分な期間投与する．SNRI のミルナシプラン（高齢者には 25 mg から開始し，60 mg まで漸増）やベンラファキシン（37.5 mg ずつ増量），鎮静系抗うつ薬のミルタザピン（15 mg から開始し 1 週間以上の間隔をあけて 15 mg ずつ増量）でもよい．

12 高血圧・心疾患をもつ人への抗不安薬・抗うつ薬投与

心疾患をもつ人はうつ病の併発が多い

心疾患をもつ人の 10 〜 30% はうつ病を併発する．大規模災害後には急性心筋梗塞が増加するが，うつ病を併発すると生命予後が悪くなる．一方，うつ病の既往のある若者は，後年に高血圧や虚血性心疾患などの心血管疾患の罹患率が上昇する．抗うつ薬の影響も否定できないが，治療を受けていない例でもリスク上昇がみられたことから，心疾患とうつ病には双方向性の関係があると考えられている．

心疾患をもつ人への抗うつ薬使用に注意

高血圧例に三環系抗うつ薬は避ける．過量摂取すると不整脈や伝導障害が生じることがある．すべての三環系抗うつ薬と四環系抗うつ薬のマプロチリンは抗コリン作用のために心拍数が増加し，心筋梗塞回復初期には使用禁忌である．SSRI の中ではパロキセチンが抗コリン作用をもつ．SNRI も血圧上昇に関係するため心筋梗塞回復初期には注意が必要である．血管拡張薬や ACE 阻害薬服用例では SNRI を避け，ミルタザピンは注意して用いる．

QT 延長作用をもつ薬物の併用に注意

三環系抗うつ薬や抗精神病薬のクエチアピンなどは心電図上 QT を延長させる．SSRI のエスシタロプラム，SNRI のベンラファキシン，鎮静系抗うつ薬のミルタザピンは弱いながらも QT 延長作用がある．心疾患患者に三環系抗うつ薬のノルトリプチリンとエスシタロプラムを併用して心停止のリスクが上昇したことが報告された．QT 延長作用をもつ薬物（表 1）の併用に注意し，心電図検査とともに低 K 血症，低 Mg 血症をモニターする．

SSRI は循環器用薬の血中濃度を上昇させる

SSRI は CYP 酵素を阻害して循環器用薬の血中濃度を上昇させることがある．特にフルボキサミンは CYP1A2 と 3A4 を強く阻害し，パロキセチンは CYP2D6 を強く阻害し，各種循環器用薬の血中濃度を上昇させる（表 2）．また，ベンゾジアゼピン系抗不安薬はジゴキシンの血中濃度を上昇させることがある．

ワルファリンとの相互作用に注意

ワルファリンは CYP1A2，2C9，2C19，3A4 により代謝され，併用注意薬物が多数ある．抗うつ薬では，三環系抗うつ薬（アミトリプチリン），SSRI（パロキセチン，フルボキサミン），トラゾドンなどとの併用で出血リスクが高まる可能性がある．ミルタザピンの CYP 阻害作用

は弱いが，ワルファリンとの併用でプロトロンビン時間が延長したことが報告された．定期的に凝固時間を測定する必要がある．

また，ワルファリンは蛋白結合率が高いが，向精神薬はさらに高い(**表3**)．蛋白結合率の高い抗うつ薬を併用すると，蛋白結合していたワルファリンが遊離して効果が増強する．通常は遊離したワルファリンは速やかにほかの蛋白や組織に再分布するため，このような競合的相互作用の影響は一過性である．

表1 QT延長作用をもつ薬物

抗不整脈薬	Naチャネル阻害薬	キニジン，ジソピラミド，プロカインアミド，シベンゾリンなど
	活動電位持続時間延長薬	ソタロール，ニフェカラント，アミオダロン
	Ca拮抗薬	ベプリジル
マクロライド系抗生物質		エリスロマイシン，クラリスロマイシン，スピラマイシン
抗真菌薬		ケトコナゾール，フルコナゾール，イトラコナゾール，メトロニダゾールなど
高脂血症薬		プロブコールなど
抗精神病薬		ハロペリドール，クロルプロマジン，スルピリドなど
抗うつ薬		三環系抗うつ薬，マプロチリン，トラゾドン，セルトラリン，エスシタロプラム
抗認知症薬		ドネペジル，ガランタミン
抗がん薬		ドキソルビシンなど

表2 SSRIによるCYP阻害作用とその影響を受ける循環器関連薬剤

		1A2	2C19	2D6	3A4
SSRI	フルボキサミン	強い	強い	弱い	強い
	パロキセチン	弱い	弱い	強い	弱い
	セルトラリン			弱い	
	エスシタロプラム			弱い	
血中濃度が上昇する薬剤	抗不整脈薬			フレカイニド，プロパフェノン	リドカイン，キニジン
	Ca拮抗薬	ベラパミル			ジルチアゼム，ニフェジピン，ベラパミル

表3 抗うつ薬の蛋白結合率

	90%以上	70〜90%	70%以下
抗うつ薬	SSRI（セルトラリン，パロキセチン），SNRI（デュロキセチン），三環系抗うつ薬（トリミプラミン，クロミプラミン，アミトリプチリン，ノルトリプチリン）	SSRI（フルボキサミン），鎮静系抗うつ薬（ミルタザピン），三環系抗うつ薬（イミプラミン），四環系抗うつ薬（マプロチリン）	SSRI（エスシタロプラム），SNRI（ミルナシプラン）
抗うつ作用をもつ抗精神病薬	アリピプラゾール，オランザピン	クエチアピン	

Column

アーネスト・ヘミングウェイ　降圧剤によって誘発された老年期うつ病

◇経過

　ヘミングウェイ（1899-1961）は，18歳のときにイタリア戦線に従軍して重傷を負った．1926年には『日はまた昇る』を刊行して戦後の絶望と虚無のロスト・ジェネレーション文学の旗手となった．1929年に『武器よさらば』の成功で世界的な文豪の地歩を築いた．大柄な体型で大酒家であり，高血圧，肝障害，糖尿病に悩まされていた．50歳ころから降圧薬レセルピンを服用し，その後，被害妄想を伴ううつ病が生じた．1952年には『老人と海』を刊行しピューリッツァー賞を受賞し，1954年には「作家の功績および作品全体」に対してノーベル文学賞を受賞した．しかし，『老人と海』刊行後には作品が書けなくなり，4番目の妻メアリーといっしょにアフリカに旅行し，飛行機墜落事故に遭って，頭部裂傷，腎臓破裂，腰椎骨折の重傷を負った．60歳のとき単身でスペインに旅行したが，到着後に重度の不眠が出現し，被害妄想もみられ，友人によりむりやり帰国させられた．レセルピンは中止されたが，その後もうつ病は悪化し，精神病症状を伴う重症のうつ病で，精神病院への入退院を繰り返した．1961年，精神科病院から一時帰宅していたとき，自宅で猟銃自殺を遂げた．

memo
うつ病の脳内モノアミン欠乏説は降圧剤レセルピンのおかげ

　1953年，インドの民間薬として用いられていた「インド蛇木」からレセルピンというアルカロイドが単離され，高血圧の治療薬セルパシルという商品名で発売された．やがてレセルピンの服用患者の多くが重いうつ状態を生じ，自殺しようとする者も現れた．1955年，レセルピンが脳内シナプスの神経終末にある貯蔵袋（シナプス小胞という）からモノアミン（セロトニン，ドパミン，ノルアドレナリン）を放出し，脳内モノアミンを枯渇させるという発見がなされた．うつ病の原因が脳内モノアミンの減少であり，誰でも罹りうる普通の病気と認識されるようになった．

13 腎疾患・泌尿器疾患をもつ人への抗不安薬・抗うつ薬投与

慢性腎障害

CKD（chronic kidney disease）に不安症やうつ病の合併が多い．多くの抗不安薬や抗うつ薬は肝代謝性であるが，SNRIのミルナシプランとベンザミド誘導体のスルピリドは腎排泄なので慎重に投与する．また，SNRIのデュロキセチン，NaSSAのミルタザピンは活性代謝物が腎排泄である．双極性障害に用いる炭酸リチウムは腎排泄で，腎障害例には禁忌である．血漿蛋白が減少している例では，抗不安薬や抗うつ薬の遊離型が増加して毒性が強まる危険性があり，腎障害例には薬剤を少量から開始しゆっくりと漸増する（start low and go slow）のが原則である．

腎透析

腎透析患者は日常生活の制限，喪失体験，死と直面するストレスなどから，不眠，不安，抑うつ，せん妄などさまざまな精神症状が生じる．抗不安薬や抗うつ薬を使用するときは処方数を少なくする，長時間作用型の薬物を避ける，QTc間隔延長を生じる薬物を避けるなどの配慮が必要である．SSRIのセルトラリン，パロキセチン，ベンゾジアゼピンのロラゼパムについては，機序は不明だが腎透析患者で排泄遅延が報告された．

抗不安薬・抗うつ薬による抗コリン作用に注意

抗コリン作用は口渇，便秘，尿閉などを生じる．抗コリン性副作用の強い薬物は，水分制限のための口渇や便秘に悩まされている透析患者にとっては苦痛である．三環系抗うつ薬や四環系抗うつ薬のマプロチリンは抗コリン作用が強く，尿閉患者には禁忌である．一般にSSRIやSNRIは抗コリン性副作用が少ないが，パロキセチンは弱いながら抗コリン作用をもつ．SNRIのミルナシプランはα_1受容体刺激により尿道収縮をきたすので，尿閉患者には禁忌である．ベンゾジアゼピン系抗不安薬にも弱い抗コリン作用がある．

非定型抗精神病薬による高齢者の急性腎障害

オランザピンやクエチアピン処方後90日以内の急性腎障害による入院が相対リスク1.73と高いことが報告された．これは急性尿閉留，低血圧，総死亡率と関連したが，直接的な腎毒性なのか，ほかの有害作用の二次的な結果なのかは不明である．

Case 70歳代, 男性

◇**主訴・経過**

慢性糸球体腎炎による慢性腎不全で入院して透析導入となった．しかし，透析の必要性，水分や食事管理の必要性を十分に受容していないようであった．また，機械につながれているという感覚のため透析に違和感を感じているようであった．やがて食欲低下，夜間不眠，意欲低下が生じ，表情が暗く，誰とも話をしなくなった．不眠に対してエチゾラムが投与されたが効果がなかった．じっくりと話を聞くと，「つらい透析をしてまで生きていたくない」と口にする．抑うつ気分，興味や喜びの減退，思考力低下もみられた．

◇**処方例**

透析中であっても安全で有効であることを説明し，エスシタロプラム 10 mg，1x 夕食後に投与した．当初，若干の悪心がみられたが次第に消失し，不眠が改善してきた．1 日 20 mg に増量して 1 か月ほどで，抑うつ気分や意欲低下も改善した．

◇**コメント**

日本の透析施設ではベンゾジアゼピン系薬剤が多く用いられるが，抗うつ薬よりも安全といった誤った認識に基づくようである．新規抗うつ薬は腎透析例にも比較的安全に使用でき，抗不安効果と抗うつ効果の両面をもつ薬剤である．

---

memo

ブロックバスター

第 2 次世界大戦当時，イギリス空軍が使用した大型爆弾の異名で，街の 1 ブロックを吹き飛ばすほどの威力があることから命名された．現在では大ヒットした映画作品や，莫大な利益を生み出した医薬品などの代名詞として用いられる．医薬品については，年商 500 億円あるいは 1,000 億円を超える新薬に対して用いられることが多い．1990 年以降に急増したことについては，資金に余裕のある製薬会社の積極的な宣伝活動が貢献したとされる．本書で紹介した薬剤では，抗精神病薬のアリピプラゾール，オランザピン，SNRI のデュロキセチンなどがブロックバスターとよばれた．今後はブロックバスターとなるほどの新薬が出にくいと言われるが，いまだ治療薬のない領域や治療満足度の低い領域はアンメット・メディカルニーズとよばれ，ブロックバスターが生まれる可能性を秘めている．

14 呼吸器疾患をもつ人への抗不安薬・抗うつ薬投与

慢性閉塞性肺疾患

COPD（chronic obstructive pulmonary disease）はタバコ煙を主とする有害物質を長期に吸入曝露することで生じた肺の炎症性疾患で，体動時の呼吸困難や慢性の咳・痰がみられる．呼吸機能が徐々に低下し，呼吸不全や高二酸化炭素血症が生じる．重症であれば在宅酸素療法（home oxygen therapy：HOT）を施行することになる．不安症やうつ病の合併率が高く，呼吸器リハビリテーションとともに抗不安薬や抗うつ薬が必要となる．SSRI は換気中枢に影響を与えないため使用されることが多いが，CYP 阻害作用により呼吸器用薬の血中濃度を上昇させることがある．ベンゾジアゼピン系抗不安薬は筋弛緩作用と呼吸抑制をきたすので使用を避ける．セロトニン 5-HT$_{1A}$ 部分作動薬の抗不安薬タンドスピロンは呼吸抑制が少なく使いやすい．スルピリドも呼吸抑制が少ないが，高齢者では錐体外路性副作用が生じることがある．

気管支喘息

パニック障害に用いられることのある β ブロッカーは喘息患者には禁忌である．テオフィリン使用例に SSRI のフルボキサミンを併用すると，強い CYP1A2, 2C19 阻害作用によりテオフィリンのクリアランスが 1/3 程度に低下し，血中濃度が上昇する．

睡眠時無呼吸症候群

閉塞型睡眠時無呼吸症候群（obstructive sleep apnea syndrome：OSAS）はうつ病を合併しやすく，SSRI や SNRI などの新規抗うつ薬は筋弛緩作用がないため，十分量を使用できる．一方，うつ病例は OSAS を合併しやすく，うつ病と OSAS の重症度が相関することから，双方向性の関係が指摘されている．重症の OSAS には筋弛緩作用と呼吸抑制のあるベンゾジアゼピン系抗不安薬の使用を避ける．

Case 40歳代, 女性

◇主訴
　15年前より乾性咳嗽があった．近医にて喘息と診断され，テオフィリン徐放剤と吸入薬を投与され，症状は比較的安定していた．5年前に忙しい部署に転勤となり，発作が増悪傾向にあったが，呼吸器内科で処方調整してもらい発作回数は減少した．1年前に職場でトラブルがあり，その後発作回数が増加し，吸入薬の使用が増えた．やがて朝起きるのが辛くなり，出勤しても仕事に集中できなくなり，家事にも手がつかなくなった．産業医が面接し，不安，焦燥，夜間不眠，集中力低下，抑うつ気分，興味の喪失，食欲減退，易疲労感，罪責感などの抑うつ症状を認めた．

◇処方例（1〜3のいずれかを用いる）
1）ミルナシプラン（トレドミン®）25 mg，2錠，2x　朝夕食後
2）ベンラファキシン（イフェクサー®SR）37.5 mg，1錠，1x　夕食後
3）ミルタザピン（リフレックス®またはレメロン®）15 mg，1錠，1x　夕食後

◇コメント
　うつ病を発症したと考えられ，薬物療法と自宅療養が必要である．テオフィリンを服用中であり，薬物相互作用の少ないSNRI（ミルナシプランまたはベンラファキシン）または鎮静系抗うつ薬のミルタザピンを用いる．認容できる十分量，あるいは最大制限用量まで使用する．

---

memo

抗うつ薬の始まりは抗結核薬のイプロニアジド

　1950年代初めに，欧州でイプロニアジドという結核の新薬についての臨床試験が行われた．この薬は1952年に発売され，結核に対して有効であるばかりでなく，投与された結核患者たちが多幸感を感じることに気付かれた．そして，ジョン・ソーンダースは，イプロニアジドがモノアミン代謝酵素（MAO）を阻害することを明らかにした．一方，クラインは抗うつ薬として臨床試験を実施し，1957年にうつ病に対するめざましい治療効果を報告した．ソーンダースらは自分たちがMAO阻害剤の抗うつ効果を発見したと主張していたが，1964年にクラインが「無数の人々が生産的で正常な生活を送れるようになった」という理由で単独でラスカー賞を受賞した．これを契機に発見の功績が法廷に持ち込まれ，陪審員がソーンダースたちに好意的な判決を行ったのは17年後の1981年であった．

15 消化器疾患をもつ人への抗不安薬・抗うつ薬投与

🔹 消化器疾患

　セロトニンは中枢神経作用のほかに末梢作用として血小板凝集を促進する．SSRIやSNRIを数週間服用すると血小板中のセロトニンが枯渇して出血傾向が惹起され，この易出血性は血液生化学検査で検出されない．特に上部消化管出血のリスクが高く，消化管出血の既往のある人にはSSRIは禁忌である．SSRI/SNRI中止により易出血性は速やかに回復する．アスピリン，NSAIDs，ステロイドを使用中の例では，SSRI/SNRIの使用を避けミルタザピンや鎮静系抗うつ薬の使用を考慮する．

　消化性潰瘍治療薬のプロトンポンプ阻害薬（PPI）はCYP2C19によって代謝されるため，SSRIのフルボキサミンと併用すると血中濃度が上昇する．また，PPIは代謝酵素競合による代謝遅延のため，ベンゾジアゼピン系薬剤の作用を増強することがある．H_2受容体拮抗薬のシメチジンはCYP阻害により抗うつ薬の血中濃度を上昇させる．

🔹 肝障害

　SNRIのデュロキセチンは血漿トランスアミナーゼを上昇させることがあり，重症肝障害例には禁忌である．SNRIのミルナシプランやベンゾジアゼピン系薬剤のロラゼパムは肝CYP代謝を経由しないため，肝機能障害例に用いやすい．しかし，重症肝硬変や肝不全ではグルクロン酸抱合そのものが障害され，いずれも血中濃度が上昇する．ロフラゼプ酸エチルはプロドラッグなので肝障害により活性化の遅延が起こる．重症肝障害例には気分安定薬のバルプロ酸や精神刺激薬のペモリンも禁忌である．

🔹 C型肝炎

　インターフェロン製剤はうつ病を惹起することが多く，何らかの対処が必要なうつ病が5〜10数％生じ，対処の必要のない軽度のものを含めると30％に達する．発症時期はインターフェロン投与開始後1か月以内が多い．精神疾患の既往歴，薬物乱用歴，精神症状の現症，高齢，脳器質疾患，高用量のインターフェロン，および併用するリバビリンの高用量などがリスク因子となる．抑うつ症状には不眠や焦燥感が前駆することが多い．この時期に，ベンゾジアゼピン系抗不安薬や睡眠薬を使用することで，うつ病発症を予防できることがある．抑うつ症状には，強い不安や焦燥，敵意や攻撃性など，躁とうつの混合状態を呈することもある．インターフェロンの減量・中止が推奨されるが，軽症の場合はインターフェロンの種類の変更で対処できることもある．

Case

50歳代,女性

◇主訴・経過

　2年前の健康診断で,肝機能障害を指摘された.今回,総合病院を受診し,C型肝炎を指摘された.2週間入院し,インターフェロンα 100 μg(皮下注/週)とリバビリン800 mgの併用を48週間の予定で開始した.4週後,食欲不振と不眠を認め,睡眠薬の服用を開始した.次第に,全身倦怠感,意欲低下,興味の減退,イライラが強くなり,家事もできなくなった.6週後に中等度うつ病と診断されたが,本人はインターフェロン療法の継続を希望した.

　インターフェロンαを60 μgに減量し,ミルナシプラン50 mg/日　2x　朝夕食後を開始した.8週後にミルナシプラン100 mg/日に増量した.10週後,次第に全身倦怠感,焦燥感,意欲低下が改善し,家事が可能となった.20週後,ミルナシプランを使用しながらインターフェロンαを100 μgに戻し,その後は大きな変化なく,48週間のインターフェロン・リバビリン併用療法を終了した.ミルナシプランは終了後8週目に中止した.

◇コメント

　ミルナシプランは肝ミクロゾーム代謝経路を経由しないため,肝機能障害例に用いやすい.本例はミルナシプラン単剤を制限用量まで用いて奏効した.なお,ミルナシプランは高齢者には制限用量が60 mg/日である.また,不安が強い例では,肝ミクロゾーム代謝経路を経由しない抗不安薬のロラゼパムを用いるとよい.

（厚生労働省「重篤副作用疾患別対応マニュアル」薬剤惹起性うつ病より引用・改変）

---

memo

医師は薬剤添付文書を参照し情報を収集しなければならない

　医薬品添付文書は「医薬品,医療機器等の品質,有効性及び安全性の確保等に関する法律」の規定による法定文書であり,その記載方法も同法に記載されている.添付文書に関する最高裁の立場を示す2つの判決がある.一つは,添付文書参照義務ともいうべきもので,「医師が医薬品を使用するにあたって,右文書に記載された使用上の注意事項に従わず,それによって医療事故が発生した場合には,これに従わなかったことにつき,特段の合理的理由がない限り,当該医師の過失が推定される」(平成8年)というものである.もう一つは,最新情報収集義務で,「向精神薬を治療に用いる場合において,その使用する向精神薬の副作用については,常にこれを念頭において治療にあたるべきであり,向精神薬の副作用についての医療上の治験については,その最新の添付文書を確認し,必要に応じて文献を参照するなど,当該医師のおかれた状況の下で可能な限り最新情報を収集する義務がある」(平成14年)というものである.医師は折に触れて薬剤添付文書に目を通す義務がある.

16 その他の身体疾患をもつ人への抗不安薬・抗うつ薬投与

🔹 がん

　がん患者の不安症やうつ病に対してSSRIやSNRIは効果発現までに時間がかかり，悪心，嘔吐，下痢などの消化器系副作用が生じるため使いにくい．パロキセチンは乳がんの内分泌療法に用いられるタモキシフェンの効果を減弱させ，オピオイド系鎮痛薬のトラマドールもCYP2D6により代謝されるため併用時にはモニタリングが必要である．そこで，がん患者の不安症やうつ病に対しては，即効性が期待できるミルタザピン，少量のスルピリドや非定型抗精神病薬などが使用される．嚥下困難例や経口摂取困難例には，非定型抗精神病薬アリピプラゾールの内用液やオランザピンの筋注用製剤も使用される．ミルタザピン，スルピリド，クエチアピン，オランザピンによる食欲亢進はがん医療の領域では利点と評価される．鎮痛薬のオピオイド使用時の眠気，倦怠感，注意力低下のある終末期患者に，精神刺激薬のペモリンが用いられることがある．

　終末期の不安や抑うつに高力価のベンゾジアゼピン系抗不安薬が用いられることがある．がん患者に使用されることの多いマクロライド系抗菌薬やアゾール系抗真菌薬はCYP3A4を阻害し，ベンゾジアゼピン系抗不安薬の血中濃度を上昇させ，作用時間が延長し，副作用が増強する．その点，ロラゼパムとロルメダゼパムはCYP代謝を受けずグルクロン酸抱合で失活するので使いやすい．

🔹 内分泌疾患

　甲状腺疾患は更年期の女性に好発し，甲状腺機能低下症はうつ病と，機能亢進症は更年期障害や不安症となど誤診しやすい(表1)．また，クッシング病や副甲状腺機能亢進症などは，うつ病が前駆して発症することが少なくない．内分泌療法を行ってもうつ症状が残遺するとき，SSRI，SNRI，NaSSAなどの新規抗うつ薬が用いられる．

表1　甲状腺疾患の症状

甲状腺機能低下症	易疲労感，抑うつ，無気力，記憶力低下，便秘，筋力低下，筋けいれん，低温不耐症，体重増加，下肢浮腫，神経絞扼症候群
甲状腺機能亢進症	不安，イライラ，不眠，震え，頻脈，動悸，息切れ，吐き気，多食，体重減少，性欲低下

糖尿病

　2型糖尿病とうつとの間には双方向性関係がある．2型糖尿病患者はうつ病の発症率が高く，うつ病が慢性化すると肥満になりやすく，糖尿病に罹患しやすい．三環系抗うつ薬や鎮静系抗うつ薬のミルタザピンなどは体重増加をきたす．日本人は欧米人に比べインスリン分泌能が低いため，軽度の体重増加でも糖尿病を発症する．SSRIのセルトラリンやパロキセチン，SNRIのサインバルタなどは食欲抑制や体重減少をもたらし，糖尿病が併存するうつ病患者に使いやすい．非定型抗精神病薬のオランザピンやクエチアピンは糖尿病やその既往症をもつ人に禁忌である．

慢性疼痛

　痛みとは感覚と情動が混合した不快体験であり，変動しながらも6か月以上持続する場合を慢性疼痛という．慢性疼痛にはSNRIが用いられ，抗うつ作用よりも少量で早期に効果が出現する．慢性疼痛をもつ人は高い頻度でうつ病を合併し，その際には抗うつ薬の十分量を十分な期間使用する．

Case　30歳代，女性

◇主訴
　最近，イライラすることが多く，同僚との人間関係がうまくいかず，気分が滅入ると訴える．仕事中に動悸を感じたり，指が震えることもあった．生来健康であったが，この夏は例年になく暑さに弱く，夏バテがひどかった．元々は汗かきではなかったが，発汗が多く，飲水量も多かった．食欲はあるが体重が3kgほど低下した．便通は軟便が1日2回ほどある．皮膚は湿潤し，甲状腺が腫大しているが，眼球突出はない．心電図検査では洞性頻脈，甲状腺機能検査で総T4 20 μg/dL，遊離T4 8 ng/dL，TSH 0.1μU/mL，抗TSH受容体抗体陽性であった．

◇処方例
　甲状腺機能亢進症の診断で抗甲状腺薬を投与し，抑うつ症状が残遺するようならSSRIの使用を考慮する．

◇コメント
　甲状腺機能亢進症は躁状態を呈することが多いが，抑うつ症状もまれでない．甲状腺疾患に抗うつ薬を使用すると副作用の出現が多いといわれるが，SSRIは有効かつ安全に使用できる．

---

memo　産業革命がうつ病を引き起こした

　13～16世紀のイギリスで多数を占めた農民や炭鉱夫の年間労働時間は2,000時間ほどだったが，産業革命初期の1840年になると平均的な労働者の総労働時間は3,600時間まで激増した．その結果，19世紀のイギリスでは工場での過酷な長時間労働によるストレスでうつ病が続出した．産業革命は米国にも波及し，1869年の米国の内科医ベアードは易疲労感，不眠，頭痛などを訴える神経衰弱が多発したと報告し，その病像は現代のうつ病と多くの共通点があった．

17 薬剤によって惹起されるうつ病

副腎皮質ステロイド

喘息，アレルギー，膠原病，種々の皮膚疾患など，さまざまな病態で副腎皮質ステロイドが用いられるが，うつ病を惹起することがある．用量依存性があり，10〜20 mg/日程度でも発症する可能性があるが，40 mg/日を超えると発症率が増加する．発症時期は投与後数日から1〜2週後が多い．抑うつ気分，不安，不眠，食欲低下とともに，イライラが生じることが多い．

全身性エリテマトーデス（systemic lupus erythematosus：SLE）にステロイドを使用した場合は，SLE による抑うつ症状か，ステロイドによるものか鑑別が必要になる．ステロイドが減量できるようであれば，減量して症状が改善すればステロイドによる抑うつであったと判断できる．SLE の活動性が亢進しており減量できないときは抗うつ薬を併用する．三環系抗うつ薬はイライラや幻覚・妄想が悪化することがあるので，SSRI や SNRI を用いる．

その他の薬物によるうつ病（表1）

インターフェロン製剤（p.42，「C型肝炎」），レセルピン（p.37，「コラム：アーネスト・ヘミングウェイ」），カルシウム拮抗薬，抗ヒスタミン薬，経口避妊薬などで，うつ病が誘発された報告がある．これらの薬を服用後に，眠れなくなった，物事に興味がなくなった，不安やイライラが出た，いろんなことが面倒になった，食欲がなくなった，気分が落ち込んだ，などの症状が出てきた場合には，その医薬品によるうつ病の可能性を疑う必要がある．最近，β遮断薬によるうつ病の発症は懸念されているほど多くないことが指摘された．

Case 40歳代，女性

◇主訴・経過

突然，右手の脱力と運動失語が生じ，脳血管障害が疑われて内科に入院した．精査の結果，全身性エリテマトーデス（SLE）と診断された．プレドニゾロン 40 mg/日が開始され，その1か月後に不眠，不安，イライラ，食欲低下，自殺念慮が出現した．この時点で SLE の活動性は低下していたため，プレドニゾロンを 30 mg/日に減量した．それでも抑うつ症状が改善しないため，四環系抗うつ薬のマプロチリン 30 mg を投与し，75 mg まで増量してうつ状態は改善した．2か月後にはプレドニゾロンを 20 mg/日に減量したが SLE の活動性は低下したままであったので退院した．半年後にはプレドニゾロンを 10 mg/日に減量し，マプロチリンは中止した．2年後にはプレドニゾロン 5 mg/日で，精神状態も安定している．

◇コメント

SLE による抑うつ症状でなく，治療に用いたプレドニゾロンによって惹起されたうつ病である．マプロチリンの併用が効果的であった．

（厚生労働省「重篤副作用疾患別対応マニュアル」薬剤惹起性うつ病より引用・改変）

表1 うつ病を惹起することのある薬物

循環器系薬	降圧薬	メチルドパ，レセルピン
	β遮断薬	プロプラノロール
	Ca拮抗薬	アムロジピン，ニフェジピン，ジルチアゼム，ベラパミル
	ARB	バルサルタン
	抗不整脈薬	リドカイン
	ジギタリス	ジゴキシン
消化器系薬	H_2受容体拮抗薬	シメチジン，ラニチジン，ファモチジン
	ドパミン受容体	メトクロプラミド，ドンペリドン
代謝系薬	スタチン	アトルバスタチン
中枢神経系薬	パーキンソン病治療薬	L-DOPA，トリヘキシフェニジル，ビペリデン，アマンタジン
	抗てんかん薬	フェノバルビタール，フェニトイン，カルバマゼピン
	抗精神病薬	ハロペリドール
	抗不安薬	ベンゾジアゼピン系薬剤
ホルモン関連薬	副腎皮質ホルモン	コルチコステロイド
	女性ホルモン	経口避妊薬，タモキシフェン
免疫関連薬	インターフェロン，シクロスポリン	
抗ウイルス薬	オセルタミビル	

memo

キルケゴールの「死にいたる病」

　デンマークの哲学者セーレン・キルケゴール(1813-1855)は，自分は生まれつき苦しむように決められていたと言い，他人に助けや慰めを求めようとせず，一人で憂うつの苦悩に向き合った．1849年にアンチ・クリスマスという筆名で「死にいたる病」を出版したが，その致命的な病とは「絶望」のことである．42歳で結核にたおれ，病院に担ぎこまれたときには「死とともにこの絶望から解放されることを祈っている」と述べた．憂うつの病は想像力の中に根をすえていると喝破し，想像力は最悪の事態を見つけ出すまでかきたてられ，それゆえ生きているかぎりは憂うつの病から逃れることができないと考えた．生涯にわたって憂うつと絶望の苦悩について考え続けたキルケゴールは後の実存主義哲学の先駆者となった．

18 抗不安薬・抗うつ薬の代謝と相互作用

薬物は肝で代謝される

多くの薬物は肝の第1相反応（主に酸化反応）と第2相反応（抱合反応）の2段階を経て，体外に排出される．第1相反応には代謝酵素チトクローム P450（CYP）が関与し，CYP には42の分子種がある．多くの向精神薬は CYP3A4（およそ30％）で代謝され，1A2（約13％），2C19（約20％），2D6（約3％）なども関与する（表1）．代謝が1つの分子種に大きく依存する薬剤では，併用薬に注意しなければならない．通常は複数の分子種によって代謝されるため，阻害薬や誘

表1 代謝酵素チトクロム P450（CYP）分子種と基質となる向精神薬

CYP 分子種	1A2	2C19	2D6	3A4
三環系抗うつ薬	アモキサピン，アミトリプチリン，イミプラミン，クロミプラミン	アモキサピン，アミトリプチリン，イミプラミン，クロミプラミン	アモキサピン，アミトリプチリン，イミプラミン，クロミプラミン，ノルトリプチリン，マプロチリン（四環系抗うつ薬）	アモキサピン，アミトリプチリン，イミプラミン，クロミプラミン
鎮静系抗うつ薬	ミアンセリン，ミルタザピン		ミルタザピン，トラゾドン，ミアンセリン	トラゾドン，ミアンセリン，ミルタザピン
SSRI/SNRI	SSRI（フルボキサミン），SNRI（デュロキセチン）	SSRI（エスシタロプラム，セルトラリン）	SSRI（エスシタロプラム，セルトラリン，パロキセチン，フルボキサミン），SNRI（デュロキセチン）	SSRI（エスシタロプラム，フルボキサミン，セルトラリン）
その他の向精神薬	非定型抗精神病薬（オランザピン），ベンゾジアゼピン（ジアゼパム），カフェイン	ベンゾジアゼピン（ジアゼパム），バルプロ酸	非定型抗精神病薬（アリピプラゾール，オランザピン），ベンゾジアゼピン（ジアゼパムなど），タンドスピロン	非定型抗精神病薬（アリピプラゾール，クエチアピン），ベンゾジアゼピン（ジアゼパムなど），カルバマゼピン，タンドスピロン
その他の薬剤	テオフィリン，カフェイン，ワルファリン	オメプラゾール，プロプラノロール，ワルファリン	メトプロロール，デキストロメトルファン，プロパフェノン，ピンドロール	エリスロマイシン，クラリスロマイシン，リトナビル，シクロスポリン，タクロリムス，ジルチアゼム，ニフェジピン，ベラパミル，リドカイン，コルヒチン，エストラジオール，一部のスタチン系，ワルファリン

導薬を併用しても，ほかの分子種が補うことで影響は少ない．

CYP誘導薬は併用薬の効果を減弱させる

CYP誘導薬（表2）を併用すると抗不安薬や抗うつ薬の代謝が亢進し，血中濃度が低下して期待される効果が得られないことがある．

CYP阻害薬は併用薬の効果を増強する

CYP阻害薬（表3）を併用すると抗不安薬や抗うつ薬の代謝が停滞して思わぬ高濃度となり，予期せぬ副作用が生じることがある．ベンゾジアゼピン系抗不安薬はCYP3A4阻害薬と併用すると血中濃度が上昇し，特に高齢者では転倒や注意力低下のリスクが生じる．

表2 CYP誘導薬

CYP分子種	1A2	2C19	2D6	3A4
気分安定薬	カルバマゼピン	カルバマゼピン		カルバマゼピン
その他の薬剤	フェニトイン，フェノバルビタール，リファンピシン，オメプラゾール	フェノバルビタール，リファンピシン		フェニトイン，フェノバルビタール，リファンピシン，モダフィニル，プレドニゾロン
その他	喫煙，カフェイン		妊娠	セントジョーンズワート（健康食品）

表3 CYP阻害薬

CYP分子種	1A2	2C19	2D6	3A4
向精神薬	SSRI（フルボキサミン：強い，パロキセチン，セルトラリン）	SSRI（フルボキサミン：強い，パロキセチン，セルトラリン），三環系抗うつ薬（イミプラミン）	SSRI（パロキセチン：強い，フルボキサミン，エスシタロプラム，セルトラリン），三環系抗うつ薬（クロミプラミン），SNRI（デュロキセチン），ジフェンヒドラミン	SSRI（フルボキサミン，パロキセチン，セルトラリン），三環系抗うつ薬
その他の薬剤	オメプラゾール，イトラコナゾール，ケトコナゾール，フルコナゾール，シメチジン	オメプラゾール，イトラコナゾール，ケトコナゾール，フルコナゾール，チクロピジン，シメチジン	シメチジン，キニジン，テルビナフィン，プロメタジン，ホモクロルシクリジン	リトナビル，インジナビル，経口避妊薬，イトラコナゾール，ケトコナゾール，フルコナゾール，エリスロマイシン，クラリスロマイシン，ジョサマイシン，ベラパミル，ジルチアゼム，ニカルジピン，シメチジン
その他				グレープフルーツ（フラノクマリン）

🔷 薬物代謝の個人差

　CYPには遺伝子多型が存在し，薬物代謝の個人差を生む要因となっている．野生型遺伝子（w）をホモ（w/w）でもつ場合は代謝能力が高く，extensive metabolizer（EM）とよばれる．ヘテロ（w/*）でもつ場合は中等度の代謝能力をもち，intermediate metabolizer（IM）とよばれる．変異遺伝子（*）をホモ（*/*）でもつ人は酵素活性が著しく低いか，ほとんど酵素活性をもたず，poor metabolizer（PM）とよばれる．日本人では2C19の変異遺伝子をもつPMが15〜20%と多く存在し，CYP2C9の変異遺伝子をもつPMは3%である．向精神薬の多くはCYP2D6で代謝されるが，日本人では2D6の変異遺伝子をもつPMは1%以下である．

🔷 グルクロン酸抱合

　薬物代謝の第2相には抱合酵素であるグルクロン酸転移酵素（UGT）などが関与し，薬物に水溶性原子を付加して尿中や胆汁中へ排出する．UGTも複数の分子種から形成され，UGT誘導作用や阻害作用をもつ薬物がある（表4）．CYPによる代謝を受けず，主にUGTによって代謝される薬物ではこれらの薬物との併用で相互作用が生じる．ベンゾジアゼピン系抗不安薬のロラゼパム，SNRIのミルナシプラン，気分安定薬のラモトリギンなどである．

🔷 P糖タンパクは小腸での薬物排出に関与する

　薬物の吸収，分布，排泄に関与する薬物輸送蛋白であるP糖タンパク（P-glycoprotein, P-gp）も薬物相互作用に関与する．P-gpは脳血液関門，消化管，腎，肝に存在し，薬物の細胞内から細胞外への排出ポンプとして働く．CYP3A4基質の多くはP-gp基質となることから，抗うつ薬，抗精神病薬，抗てんかん薬などが基質である可能性がある．抗てんかん薬などはP-gpの誘導薬で，抗うつ薬はP-gpの阻害薬である（表5）．ジゴキシンはP-gp糖タンパクへの親和性が高く，P-gp阻害作用をもつパロキセチンとの併用でジゴキシン中毒となった症例が報告された．

表4　グルクロン酸抱合の誘導薬と阻害薬

誘導薬	
抗てんかん薬	カルバマゼピン，フェニトイン，フェノバルビタール，プリミドン
その他	リファンピシン，HIVプロテアーゼ阻害薬（ロピナビル・リトナビル配合剤，アタザナビル／リトナビル），経口避妊薬（エチニルエストラジオール・レボノルゲストレル配合剤）

阻害薬	
向精神薬など	ベンゾジアゼピン，三環系抗うつ薬，バルプロ酸ナトリウム
その他	NSAIDs，タクロリムス，シクロスポリン，エチニルエストラジオール，テストステロン，プロベネシド，クロラムフェニコール，ナロキソン，モルヒネ，フロセミド，シメチジン，ラニチジン，フルコナゾール，アトバコン，プロプラノロール，プロメタジン

表5 抗うつ薬のP糖タンパク阻害作用

強い	SSRI（セルトラリン，パロキセチン）
中等度	SSRI（フルボキサミン）
弱い	SSRI（エスシタロプラム），三環系抗うつ薬，トラゾドン

Case

70歳代，男性

◇主訴

半年ほど前から外出したがらなくなり，次第に話す量も減ってきた．もともと几帳面な性格であったが，趣味の庭いじりもしなくなり，何もしないで一日を過ごすことが多くなった．同居していた息子夫婦が認知症ではないかと心配して物忘れ外来を受診させた．診察時には下を向いたままで，質問しても返答が遅く，小声で「わかりません」と答える．ようやく夜間不眠がちで，食欲がないことが判明した．頭部CT検査ではラクナ梗塞のみで，認知機能検査は正常であった．高血圧，狭心症，前立腺肥大症の既往があり，降圧剤や狭心症治療薬などを多くの内服薬を使用している．

◇処方例

1) エスシタロプラム（レクサプロ®）10 mg，1錠，夕食後
2) ベンラファキシン（イフェクサー®SR），37.5 mg，1カプセル，夕食後
3) ミルタザピン（リフレックス®，レメロン®），15 mg，1錠，1x 夕食後

◇コメント

うつ病による精神運動抑制が原因と考えられ，高齢で多くの併用薬があり，抗うつ薬は薬物相互作用の少ないものを選択する．

1) SSRIの中ではエスシタロプラムが肝チトクロームP450（CYP）酵素への影響が弱く，薬物相互作用が少ないので使いやすい．
2) SNRIの中ではベンラファキシンがCYPへの影響が弱く，使いやすい．ミルナシプランもCYPに影響しないが，高齢男性には排尿障害を生じることがある．
3) 鎮静系抗うつ薬のミルタザピンもCYPへの影響が比較的少ない．

---

memo

不安症やうつ病による社会的損失

平成22年度「精神疾患の社会的コストの推計」（佐渡充洋ほか：厚労省障害者総合福祉推進事業費補助金　事業実績報告書．2011）によると，日本のうつ病の疾病費用はすべての精神疾患のなかで最も高く，2008年は直接費用2,090億円，間接費用2兆8,810億円で，合計3兆900億であった．また，不安症の疾病費用は第3位であり，直接費用500億円，間接費用2兆3,430億円で，合計2兆3,930億円であった．間接費用とは機会費用ともいわれ，就業中の生産労働性の損失と，欠勤による生産労働性の損失を合わせたものである．うつ病も不安症も受療率は高くなく，受療を促すことが社会的損失を減らすことになると思われる．

米国でも疾患別医療費のトップは精神疾患であり，2013年の支出総額は2010億ドル，第2位は心疾患の1470億ドルだった．精神疾患の中では不安・うつ病がトップで870億ドル，次いで認知症の380億ドルであった．

19 抗不安薬・抗うつ薬を過量服用してしまったら

過量服用時の基本的事項

　抗不安薬・抗うつ薬の急性中毒は対症療法が主体であり，気道確保，酸素投与，補液などを行いながら，バイタルサインを確認する．低酸素血症や炭酸ガス貯留が認められる場合には，気管挿管と人工呼吸器管理が必要となる．十分な補液を行っても血圧低下がみられる場合には，ドパミンなどの昇圧薬を使用する．このほか，誤嚥性肺炎，深部静脈血栓症・肺塞栓症，低体温，横紋筋融解症などの合併症にも注意する．

服薬内容を確認する

　本人から服薬内容や服薬量，服薬時間などを聴取できることもあるが，意識障害のため情報が確認できないときが少なくない．家族や同伴者からできるだけ正確な情報を収集するが，ベンゾジアゼピン系抗不安薬と三環系抗うつ薬に関しては尿中薬物簡易スクリーニングキット（TriageDOA®）により11分で定性的に検出可能である．錠剤やカプセル剤であれば，薬の空き袋などから服薬内容や服用量を推測できることがある．粉砕処方の場合は服薬内容を特定できないが，粉薬は大量に飲めないので過量服薬を予防するという議論もある．

胃洗浄，活性炭使用の判断

　服薬後1時間以内であれば胃洗浄が有効であるが，1時間以上を経過していると効果なく，むしろ誤嚥性肺炎などのリスクが上昇する．催吐や下剤投与，大量輸液や強制利尿の意義はない．1〜2時間以内であればベッドを45°に挙上して経鼻胃管を挿入して胃内容物を吸引し，1 g/kgの活性炭を300 mL程度の微温湯に懸濁して投与する．意識障害がなければ経口投与することもある．意識状態が不安定だったり，咽頭反射が消失している患者には，気管挿管を行って気道を確保する．炭酸リチウムは活性炭に吸着されにくく，血液透析が必要となることがある．

ベンゾジアゼピン系抗不安薬の過量服用

　ベンゾジアゼピン系抗不安薬の過量服用による症状は，軽症では傾眠，めまい，構音障害，運動失調などである．高用量であったりアルコールやほかの抑制系薬剤が併用された場合には，意識障害や呼吸抑制が出現し重症化することがある．ベンゾジアゼピン拮抗薬であるフルマゼニル（アネキセート®）の静脈内投与は，ベンゾジアゼピン系抗不安薬かどうかの鑑別に有用である．フルマゼニルによる鎮静解除や呼吸抑制軽減効果は一過性であるため，治療薬として用いることはない．ベンゾジアゼピン系薬物は脂溶性で，蛋白結合率が高いため，血液透析は無効である．

🔹 三環系抗うつ薬の過量服用

　三環系抗うつ薬は心毒性があり，過量服用によって6時間以内に心室性不整脈や血圧低下など重篤な症状を呈し，致死的な結果となることもある．炭酸水素ナトリウム（メイロン®）は解毒薬であり，血液のアルカリ化とナトリウム負荷を行う．ベンゾジアゼピン系抗不安薬と三環系抗うつ薬を同時に過量服用していた場合に，フルマゼニル静脈内投与によりベンゾジアゼピンの抗けいれん作用が解除されると，三環系抗うつ薬中毒によるけいれん発作が誘発されることがある．

🔹 過量服用後の精神科的評価

　抗不安薬や抗うつ薬の過量服用は自殺企図や衝動行為によるものが多い．過量服用による急性期を脱した後，希死念慮の有無と深刻度，過量服用の理由，背景にある精神症状や精神疾患について評価し，精神科への入院治療が必要かどうかを判断する．

---

memo

トリプトファン事件

　L-トリプトファンは魚や大豆，とりわけしらす干し，かつお節，湯葉などに大量に含まれる必須アミノ酸である．セロトニンの前駆物質であり，不眠やうつ病に効果があるといわれる．1987年に遺伝子組換え技術によりトリプトファン製造は日本メーカーの独壇場となり，昭和電工は健康食品として商品化し米国に輸出していた．1989年当時の米国では200万人がL-トリプトファンを服用していたが，「好酸球増加・筋肉痛症候群」が報告された．好酸球が1,000/mm^{3}以上増加し，全身の激しい筋肉痛を生じ，不幸な転帰となった例もみられた．FDAはL-トリプトファンを主成分とする全製品の回収を指示した．昭和電工は原因究明と治療法確立のため200万ドルを拠出した．1990年に始まった損害賠償請求訴訟は和解金や訴訟費用などの総額が1770億円に達し，健康食品では史上最大の製造物責任訴訟となった．FDAは他社製品や遺伝子組換え技術と関係のないL-5-ヒドロキシトリプトファンでも生じていることから，不純物の混入が原因と考えにくいと結論した．トリプトファンにはD型とL型があり，L-トリプトファンは毒性が強く，大量摂取によってセロトニン症候群が生じたのではないかと考えられる．

抗不安薬・抗うつ薬を服用している人の自動車運転

🔹 2014年に改正道交法と新しい特別刑法が施行された

道路交通法（表1）には薬物の影響も含め「過労運転禁止」の条項がある．2014年に施行された改正道交法では，免許申請あるいは更新の際の質問票に「病気を理由に，医師から運転免許の取得または運転を控えるように助言を受けている」かどうかなどへの回答が義務付けられ，故意に虚偽記載した場合に懲役や罰金が課されることとなった．新しい特別刑法「自動車運転死傷行為処罰法」（表2）では，薬物の影響も含めて正常な運転に支障が生じるおそれがある状態で自動車を運転して人身事故を起こした場合に，準危険運転致死傷罪ともいうべき重い刑罰が課される可能性がある．抗不安薬や抗うつ薬を服用して眠気が生じた場合に，自動車運転を控えるといった自己責任が求められている．

🔹 ほとんどの抗不安薬・抗うつ薬の添付文書には運転禁止と記載されている

日本では，ほとんどの抗不安薬・抗うつ薬の添付文書に「自動車の運転等危険を伴う機械の操作に従事させないよう注意すること」と記載されている．運転に注意するよう指示すればよいと誤解している医師が少なくないが，「従事させないよう注意」するのであって運転禁止の

表1 改正「道路交通法」（2013年6月改正，2014年6月施行）

- もともとの道交法第66条には，「何人も，過労，病気，薬物*の影響その他の理由により，正常な運転ができないおそれがある状態で車両等を運転してはならない」という，「過労運転等の禁止」条項がある．
- 同第117条2の2には，「これに違反すると3年以下の懲役又は50万円以下の罰金に処する」とある．
- 新たに改正された道交法では，免許申請・更新の際の調査票への虚偽記載に対して，「1年以下の懲役又は30万円以下の罰金」が課された．
- 質問査票には，「病気を理由に，医師から運転免許の取得または運転を控えるように助言を受けている」などの質問に「はい，いいえ」で回答する項目がある．

*薬物とは，一般に市販されているOTC薬や医療用医薬品など，すべての薬物が含まれる．

表2 特別刑法「自動車運転死傷行為処罰法**」（2013年11月成立，2014年5月施行）

- 「アルコール又は薬物***の影響により，その走行中に正常な運転に支障が生じるおそれがある状態で自動車を運転し，そのアルコール又は薬物の影響により正常な運転が困難な状態に陥り，人を負傷させた者は十二年以下の懲役に処し，人を死亡させた者は十五年以下の懲役に処するものとすること」という刑罰が新設された．

** 単に「処罰法」ともよばれる．
*** 薬物とは一般に市販されているOTC薬や医療用医薬品など，すべての薬物が含まれる．
（注）運転前に運転適性を欠く状態になるかもしれないという認識があり，かつ客観的な因果関係が認められた場合に，準危険運転致死傷罪ともいうべきこの新しい刑罰が適用されうる．

記載である．一部のSSRI（エスシタロプラム，セルトラリン，パロキセチン）の添付文書には「自動車の運転等危険を伴う機械を操作する際には十分注意させること」と運転注意の記載である．一方，SSRIのフルボキサミンは他の抗うつ薬と同様に運転禁止の記載となっている．

厚労省の課長通達では運転禁止の説明を徹底するよう求めている

2013年5月に，「添付文書の使用上の注意に自動車運転等の禁止等の記載がある医薬品を処方又は調剤する際は，医師又は薬剤師からの患者に対する注意喚起の説明を徹底させること」という厚労省課長通達が出された．PMDAのホームページの一般向けQ&Aには，「くすりの使用中に車の運転をしていいかどうかはどうしたらわかりますか」という質問に対して，「医師が処方するくすりの場合は，処方医や調剤した薬剤師から注意があるはずです」と記載されている．抗不安薬や抗うつ薬を投与する際には，医師あるいは薬剤師が運転禁止あるいは運転注意を指示し，その旨をカルテに記載する必要がある．

日本精神神経学会は一時的に運転を控えるよう勧告している

抗不安薬や抗うつ薬を服用している人に服用量や服用期間などを無視して一律に運転不可とするのは非合理であり科学的でない．自動車運転に支障をきたす副作用が生じていると考えられる患者にのみ，運転禁止が適用されるべきである．不安症やうつ病自体が運転技能の低下を招くことがあるため，治療を受けないままでいることが事故の危険を増大させかねない．病気が関係した自動車事故の司法判断では，運転適性のためには疾患を良好にコントロールするため必要な薬物を適切に内服すべきとしており，添付文書の記載と矛盾する．このような背景から，日本精神神経学会は2014年6月に「患者の自動車運転に関する精神科医のためのガイドライン」を公表し，「薬物の開始時，増量時などに，数日は運転を控え，眠気等の様子をみながら，運転を再開するよう指示する」ことを提案している．

---

memo

強迫症とPTSDは不安症のカテゴリーから外れた

米国精神医学会の「精神疾患の診断と統計のための手引き第5版，DSM5，2013」では，強迫症と心的外傷後ストレス障害（PTSD）は不安症のグループからはずれ，独立した疾患とされた．強迫症は繰り返し生じる不合理な考え（強迫観念）や行動（強迫行為）がみられ，治療には抗うつ薬を用いるが，多くの人が不安症とは異なる疾患と考えていた．PTSDはストレス関連性疾患であるが，典型的には大災害に見舞われて瀕死の重傷を負うとか，持続的な激しい虐待を受けたとか，筆舌に尽くしがたい恐怖を体験した人に生じる．日本では男性は交通事故，女性は性的暴行によるものが多い．薬物療法の効果は限定的であるが，合併するうつ病，不眠，物質乱用，疼痛などには抗うつ薬が有効である．

第Ⅱ章
抗不安薬・抗うつ薬各論

個別薬剤解説のラベルについて

〈適応〉
薬物の添付文書の効能・効果に準じて以下の7病名に分類し右上方にタグで示した．
　不安症 （パニック障害，社会不安障害を含む）， うつ病 （うつ状態を含む）， 心身症 ， 神経症 ， 自律神経失調症 ， 統合失調症 ， てんかん ， その他 （強迫性障害，外傷後ストレス障害，疼痛性障害，片頭痛，遺尿症など）
なお，用量は記載のない限り成人用量

〈凡例〉
・劇 →劇薬　　向 →向精神薬指定　　14 30 90 →処方日数制限
・後 →後発品あり　　🚗 →運転注意　　🚗× →運転禁止を示す
・多 →多剤投与制限（抗不安薬，抗うつ薬，抗精神病薬それぞれにつき併用は2剤まで）

〈禁忌〉
・過敏症は当該薬および類似薬による過敏症も含む
・尿閉は前立腺疾患などによるもの

〈副作用〉略語など
・SIADH（syndrome of inappropriate secretion of antidiuretic hormone）＝抗利尿ホルモン不適合分泌症候群
・PIE症候群（pulmonary infiltration with eosinophilia syndrome）＝好酸球増多性肺浸潤症候群
・DIHS（drug-induced hypersensitivity syndrome）＝薬剤性過敏症症候群
・TEN（toxic epidermal necrolysis）＝中毒性表皮壊死融解症
・Stevens-Johnson症候群＝皮膚粘膜眼症候群
・Lyell症候群＝中毒性表皮壊死症
・心室頻拍はtorsades de pointes（多形性心室頻拍）を含む

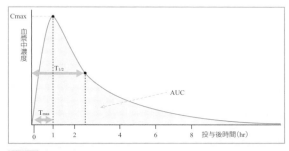

図1　薬物動態パラメータ

・Cmax（maximum drug concentration）最高血中濃度（薬物の血中濃度の最高値）
・$T_{1/2}$（Biological half-time）薬物排泄半減期
・T_{max}（maximum drug concentration time）最高血中濃度到達時間（薬物が最高血中濃度に達するまでの時間）
・AUC（area under the blood concentration time）血中濃度時間曲線下面積（薬物消失速度の積分値で，の生体内薬物利用度や除去率の指標）

第Ⅱ章
抗不安薬・抗うつ薬各論

A 不安症・うつ病のいずれにも用いる薬物

A 不安症・うつ病のいずれにも用いる薬物

01 選択的セロトニン再取り込み阻害薬（SSRI）

🔹 選択的セロトニン再取り込み阻害薬(SSRI)は不安症やうつ病の第一選択薬として用いる

SSRIは鎮静作用が少なく，比較的安全で，抗うつ作用と抗不安作用を併せもつため，不安症やうつ病の第一選択薬として用いられる．現在の日本では4種類のSSRIの使用が可能で，それぞれの受容体結合特性を図1に示した．SSRIは効果に用量依存性がないといわれるが，個人内では少量で効果のない例に増量してみる価値はある．

🔹 SSRIは肝代謝酵素を阻害して併用薬の血中濃度を上昇させる（表1）

特にフルボキサミンはCYP1A2と2C19の阻害作用が強く，3A4と2C9も阻害する．パロキセチンはCYP2D6の阻害作用が強く，セルトラリンも2D6を阻害する．エスシタロプラムはSSRIのなかでCYP阻害作用が最も弱い．

🔹 SSRIは消化器症状を生じる

投与開始初期に悪心，嘔吐，下痢などの消化器症状が出現しやすい．特にフルボキサミンで悪心が，セルトラリンで軟便が生じやすい．通常は1週間程度で軽快するので，軽度の場合は服用を継続させる．モサプリドを併用してもよい．また，血小板のセロトニン・トランスポーターも阻害するため血液凝集反応に障害をきたし，消化管出血のリスクが生じる．SSRI単独による上部消化管出血のリスク比は3.6倍，低用量アスピリンを併用すると5.2倍，NSAIDsを併用すると12.2倍に上昇する．

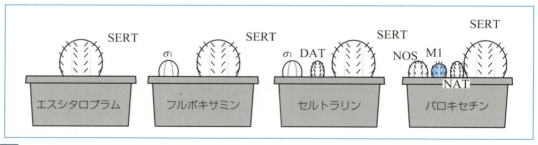

図1 SSRIの受容体結合特性

エスシタロプラム（レクサプロ®）はシタロプラムのS体で，セロトニン・トランスポーター（SERT）を阻害する純粋なセロトニン再取り込み阻害薬である．フルボキサミン（デプロメール®・ルボックス®）はさらにσ1受容体への親和性をもち，抗不安作用を増強する．セルトラリン（ジェイゾロフト®）はさらにドパミン・トランスポーター（DAT）を阻害し，意欲，気力への効果が期待できる．パロキセチン（パキシル®）はセロトニンとノルアドレナリンの両方のトランスポーター（SERT, NAT）を阻害して抗うつ作用が増強する．弱いながらも抗コリン作用をもち，一酸化窒素合成酵素（NOS）を阻害し性機能障害も生じ得る．

表1 SSRIが阻害するチトクロームP450（CYP）分子種

一般名	商品名	1A2	2C19	2D6	3A4	2C9
フルボキサミン	デプロメール,ルボックス	+++	+++	+	++	++
パロキセチン	パキシル	+	+	+++	+	+
セルトラリン	ジェイゾロフト	+	+	++	+	+
エスシタロプラム	レクサプロ	−	−	+	−	−

SSRIに誘発される無関心がある

　SSRIは陰性感情やこだわりを緩和するが，感情が麻痺して悲しくても泣くことができないなどといった訴えが生じることがある．SSRI誘発性無関心とよばれる認知や感情の平板化で，患者によっては大きな苦痛となる．理論的にはセロトニン濃度上昇と，それに伴うドパミン遊離の減少が原因と考えられ，用量依存的なので減量によって軽減される．

SSRIによる性機能障害は相談されることが少ない副作用である

　抗うつ薬，特にセロトニン5-HT$_{2A}$受容体刺激作用のあるSSRIは性機能障害を生じることがあるが，日本の医療現場では患者から相談されることが少ない．しかし，男女とも性的欲求の低下，性的興奮の障害，オルガスム障害などの性機能障害は患者のQOLを大きく低下させ，医療関係者からもその重要性が認識されつつある．原因薬物の減量および他剤への変更が必要となる．鎮静系抗うつ薬のミルタザピンはセロトニン5-HT$_{2A}$受容体拮抗作用があるため，SSRI惹起性の性機能障害例などに有用である．

SSRIによる賦活症候群に注意，とくに若年者

　2009年に，厚労省はSSRIの添付文書に「不安・焦燥・興奮・パニック発作が現れることがあり，基礎疾患の悪化，攻撃性・他害行為が報告されている」ことを記載し，リスクを家族に説明するよう求めた．これは2004年にFDAが抗うつ薬による行動毒性をjitteriness（イライラ感）あるいはactivation syndrome（賦活症候群）とよび，添付文書の「使用上の注意」に警告したことがきっかけである．賦活症候群とは，「抗うつ薬による中枢神経刺激症状としての不安,焦燥感,パニック発作，不眠，易刺激性，敵意，衝動性，アカシジア，軽躁，躁」である．特に若年者で賦活症候群が生じやすいとされ，抗うつ薬投与初期や増量直後には十分な注意が必要である．

SSRIと自殺関連行動に注意，とくに若年者

　パロキセチンは18歳未満のうつ病に効果が乏しく，自殺リスクが増加することがあると警告されている．ほかのSSRIでは，使用上の注意に18歳未満のうつ病に効果が乏しいことが記載されている．2004年に米国FDAはすべての抗うつ薬で24歳以下の例に自殺関連行動が生じうることを警告し，日本でも添付文書の使用上の注意に記載された．若年者へのSSRI投与は慎重に行うべきで，特に投与直後や増量後には注意して経過を観察する必要がある（p.27「小児・思春期例に対する抗不安薬・抗うつ薬の使い方」表1参照）．

A　不安症・うつ病のいずれにも用いる薬物

不安症　うつ病

01 選択的セロトニン再取り込み阻害薬（SSRI）
エスシタロプラム

SSRIで抗不安作用と抗うつ作用をもち，半減期が比較的長く，1日1回投与でよい．開始時から治療用量を投与でき，効果発現が比較的早い．忍容性が高く，性機能障害が少ない．SSRIの中では薬物相互作用が少ない．欧米ではSSRIの中で最も多く用いられている．肝障害患者，高齢者，肝代謝酵素CYP2C19の活性欠損例（poor metabolizer）では血中濃度が上昇しやすい．心疾患患者で心停止やQT延長のリスク上昇の報告がある．

作用機序	
\multicolumn{2}{l}{・セロトニンの神経終末への再取り込みを阻害し，シナプス間隙のセロトニン濃度を増加させる}
\multicolumn{2}{l}{・主要部位とアロステリック調節部位の両方でセロトニン・トランスポーターを阻害}

薬剤	
\multicolumn{2}{l}{・薬効分類名　選択的セロトニン再取り込み阻害剤（SSRI）}
\multicolumn{2}{l}{・商品名　レクサプロ®（持田/田辺三菱/吉富）}
\multicolumn{2}{l}{・剤型（錠10 mg）}
\multicolumn{2}{l}{ 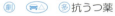抗うつ薬}

効能・効果・用法・用量	・うつ病・うつ状態，社会不安障害（10〜20 mg，夕食後） ・24歳以下の患者で自殺関連行動が増えるとの報告がある ・肝機能障害患者，高齢者，遺伝的にCYP2C19の活性が欠損していることが判明している患者（poor metabolizer）では，本剤の血中濃度が上昇し，QT延長などの副作用が発現しやすいおそれがあるため，10 mgを上限とすることが望ましい
薬物動態	・T_{max}：**約4時間** ・$T_{1/2}$：CYP2C19酵素活性上昇例（extensive metabolizer）では**28時間**，酵素活性欠損例（poor metabolizer）では**58時間** ・肝代謝（おもにCYP2C19，一部CYP2D6，CYP3A4）

使用上の注意	
警告	なし
禁忌	過敏症，QT延長のある患者，＜併用禁忌＞MAO阻害剤，ピモジド
重大な副作用	けいれん，SIADH，セロトニン症候群，QT延長，心室頻拍
副作用	倦怠感，頭痛，傾眠，浮動性めまい，悪心，口渇，発疹，アナフィラキシー反応，血管浮腫など

不安症　うつ病

01 ② 選択的セロトニン再取り込み阻害薬（SSRI）
フルボキサミン

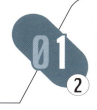

日本では最初に市販された SSRI で，抗不安作用と抗うつ作用をもつ．1 日 2 回の服用が必要．過眠・過食を伴う非定型うつ病にも用いられる．ほかの SSRI と異なり，添付文書には自動車運転禁止と書かれている．肝チトクローム P450（CYP）の阻害作用が強く，併用薬の効果を増強することに注意する．QT 延長作用のある薬物との併用は心室性不整脈を招くおそれがある．錠剤をカットしたり，つぶしたりすると苦みがでる．

作用機序	
・セロトニンの神経終末への再取り込みを阻害し，シナプス間隙のセロトニン濃度を増加させる ・σ1 受容体親和性があり，それによる抗不安作用も期待される	
薬剤	
・薬効分類名　選択的セロトニン再取り込み阻害剤（SSRI） ・商品名　デプロメール®/ルボックス®（MeijiSeika ファルマ／アッヴィ）　後 ・剤型（錠 25，50，75 mg） 　🚗× 　多 抗うつ薬	
効能・効果・ 用法・用量	・うつ病・うつ状態，社会不安障害，強迫性障害（**50～150 mg**，分 2） ・24 歳以下の患者で自殺関連行動が増えるとの報告がある
薬物動態	・T_{max}：4～5 時間 ・$T_{1/2}$：9～14 時間 ・肝代謝（おもに CYP2D6） ・CYP1A2，CYP2C19 の阻害作用は強い，CYP2C9，CYP2D6，CYP3A4 も弱く阻害
使用上の注意	
警告	なし
禁忌	過敏症，＜併用禁忌＞MAO 阻害剤，ピモジド，チザニジン塩酸塩，ラメルテオン，＜原則禁忌＞シサプリド
重大な副作用	けいれん，せん妄，錯乱，幻覚，妄想，意識障害，ショック，アナフィラキシー，セロトニン症候群，悪性症候群，白血球減少，血小板減少，肝機能障害，黄疸，SIADH
副作用	眠気，悪心，嘔吐など

第Ⅱ章　抗不安薬・抗うつ薬各論——A　不安症・うつ病のいずれにも用いる薬物

A 不安症・うつ病のいずれにも用いる薬物

不安症 / うつ病

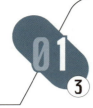

選択的セロトニン再取り込み阻害薬（SSRI）
セルトラリン

SSRIで抗不安作用と抗うつ作用をもち，半減期が比較的長く，1日1回投与でよい．若干のドパミン再取り込み阻害作用やσ1受容体親和性があり，意欲低下への効果も期待される．多くの肝代謝酵素で代謝されるため，薬物相互作用は受けにくい．投与量と血中濃度の間には線形性がみられ，用いやすい．口腔内崩壊錠（oral disintegration，OD錠）もある．

作用機序	
・セロトニンの神経終末への再取り込みを阻害し，シナプス間隙のセロトニン濃度を増加させる ・若干のドパミン再取り込み阻害作用を有し，意欲低下への効果も期待される ・σ1受容体親和性があり，それによる抗不安作用も期待される	
薬剤	
・薬効分類名　選択的セロトニン再取り込み阻害剤（SSRI） ・商品名　ジェイゾロフト®（ファイザー）後 ・剤型（錠25，50，100 mg），OD錠（25，50，100 mg） 　劇　🚗　多 抗うつ薬	
効能・効果・用法・用量	・うつ病・うつ状態，パニック障害，外傷後ストレス障害（25〜100 mg，分1） ・24歳以下の患者で自殺関連行動が増えるとの報告がある
薬物動態	・T_{max}：**約6時間** ・$T_{1/2}$：**17〜31時間** ・肝代謝（CYP2C19，CYP2C9，CYP2B6，およびCYP3A4など）
使用上の注意	
警告	なし
禁忌	過敏症，＜併用禁忌＞MAO阻害剤，ピモジド
重大な副作用	セロトニン症候群，悪性症候群，けいれん，昏睡，肝機能障害，SIADH，TEN，Stevens-Johnson症候群，アナフィラキシー，QT延長，心室頻拍
副作用	眠気，めまい，悪心，発疹など

不安症　うつ病

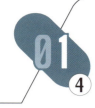

選択的セロトニン再取り込み阻害薬（SSRI）

パロキセチン

SSRIの中でも作用が強力で，抗不安・抗うつ作用に優れるが，賦活症候群が出現して情動不安定となることがある．18歳未満への投与は自殺に関するリスク増加の警告が出されており，使用にあたっては十分な説明と観察が必要．血中濃度が用量とともに非線形に上昇する．突然の中断による離脱症状の出現率も高い．中止するときはいったん放出抑制型（controlled-release, CR）製剤に変更してから減量するなど，慎重に行う．CR錠は服薬直後の悪心・嘔吐や賦活症候群などの副作用も比較的少ない．妊婦にはいわゆる有益性投与であるが，妊娠初期の催奇形性や中止による母体への影響が否定できず，特に注意が必要である．

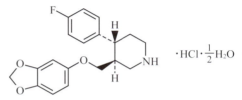

作用機序	
	・セロトニンの神経終末への再取り込みを強く阻害し，シナプス間隙のセロトニン濃度を増加させる ・高用量ではノルアドレナリン再取り込み阻害作用がある ・抗コリン作用があり，突然中止すると落ち着きのなさや身体浮動感などの抗コリン性リバウンドが生じる ・一酸化窒素合成酵素阻害作用があり，性機能障害が生じることがある
薬剤	
	・薬効分類名　選択的セロトニン再取り込み阻害剤（SSRI） ・商品名　パキシル®/パキシル®CR（グラクソ・スミスクライン）（後） ・剤型　錠（5, 10, 20 mg），徐放錠（12.5, 25 mg）　後発医薬品にはOD錠（5, 10, 20 mg）もある． 劇　車　多抗うつ薬
効能・効果・ 用法・用量	・うつ病・うつ状態，社会不安障害，外傷後ストレス障害（**20～40 mg**，分1） 　徐放錠はうつ病・うつ状態にのみ適応（**12.5～50 mg**，夕食後） ・強迫性障害（**10～50 mg**，夕食後） ・パニック障害（**10～30 mg**，夕食後）
薬物動態	・T_{max}：約5時間（CR錠は8～10時間） ・$T_{1/2}$：10～15時間 ・肝代謝（おもにCYP2D6） ・CYP2D6の阻害作用をもつ（高用量では自己の代謝を阻害し，血中濃度が上昇する）
使用上の注意	
警告	**海外で実施した7～18歳の大うつ病性障害患者を対象としたプラセボ対照試験において有効性が確認できなかったとの報告，また，自殺に関するリスクが増加するとの報告もあるので，本剤を18歳未満の大うつ病性障害患者に投与する際には適応を慎重に検討すること**
禁忌	過敏症，＜併用禁忌＞MAO阻害剤，ピモジド
重大な副作用	セロトニン症候群，悪性症候群，錯乱，幻覚，せん妄，けいれん，Stevens-Johnson症候群，多形紅斑，SIADH，重篤な肝機能障害，横紋筋融解症，汎血球減少，無顆粒球症，白血球減少，血小板減少，アナフィラキシー
副作用	倦怠感，傾眠，めまい，頭痛，不眠，便秘，食欲不振，腹痛，口渇，悪心，嘔吐，下痢，肝機能検査値異常，性機能異常，発疹など

A 不安症・うつ病のいずれにも用いる薬物

漢方エキス製剤

🔷 不安をもちやすい人に医療用漢方製剤(エキス製剤)を使用する

不安や抑うつに対して即効性のある漢方薬はないが，不安をもちやすい神経質な人に医療用漢方製剤として保険適用のあるエキス製剤を処方することがある．通常は1日2～3回に分けて，食前または食間に服用する．効果発現には2～3週を要する．妊娠中の投与に関する安全性は確立しておらず，治療の有益性が危険性を上回る場合にのみ投与する．小児に対する安全性も確立していない．高齢者では生理機能が低下しているため減量するなどの工夫を要する．漢方の副作用が少ないのは薬効成分が少ないためであり，多量に服用すれば副作用が生じる．漢方製剤を併用する場合は含有生薬の重複に注意する．

🔷 やせていて体力がなく脈が弱い「虚証」の人に用いるエキス製剤(表1)

抑肝散(よくかんさん)は虚弱な体質で，神経が昂り，易怒性，イライラ，不眠，こだわり，衝動性があるとき，これらを鎮める．認知症に伴う行動・心理症状(BPSD)，特にレビー小体型認知症によく用いられる．加味帰脾湯(かみきひとう)は，体力が低下した人で全身倦怠感，意欲低下，悲哀感，不眠を訴える人によい．酸棗仁湯(さんそうにんとう)は不安，不眠，神経過敏などを伴うときに使用されるが，食欲不振，悪心，嘔吐のある人は悪化することがある．半夏厚朴湯(はんげこうぼくとう)は，抑うつ気分，不安，焦燥感があり，特に喉のつかえ感や胃部不快感を訴える人に適している．柴胡桂枝乾姜湯(さいこけいしかんきょうとう)は，華奢で体力の低下した人で，神経過敏，不安，焦燥感，特に動悸，息切れ，発汗などの自律神経症状を伴うときに用いられる．

🔷 がっちりした体格で脈が強い「実証」の人に用いるエキス製剤(表1)

黄連解毒湯(おうれんげどくとう)は体格のよい人の体を冷やし，心を鎮めるとされ，顔面紅潮，頭痛，不安，イライラ，心悸亢進などに有効で，のぼせや鼻血，アトピーの痒みにも効果がある．柴胡加竜骨牡蛎湯(さいこかりゅうこつぼれいとう)は，体力があり，仕事が忙しく，ストレスが多く，血圧が高く，イライラしている人に効果がある．動悸，肩こり，便秘なども改善する．

🔷 甘草を含有する漢方薬は低カリウム血症に注意

甘草(かんぞう)は差し迫ったさまざまな状態を治すと考えられており，漢方エキス製剤の約3/4に含まれる．グリチルリチン酸を含み，尿細管でカリウム排泄促進作用により血清カリウム値が低下し，ミオパシーを生じることがある．低K血症による浮腫，高血圧，不整脈など

表1 不安・抑うつ改善薬として使用されることのある医療用漢方製剤(エキス製剤)

	漢方薬	適応	重大な副作用	特徴
虚証	抑肝散(よくかんさん)	虚弱な体質で神経が昂るものの次の諸症:神経症,不眠症,小児夜泣き,小児疳症	間質性肺炎,偽アルドステロン症,ミオパシー(甘草含有1.5 g/日),肝機能障害,黄疸	易怒性,興奮,焦燥,不安,不眠などが標的症状となる.保険適用外であるが認知症のBPSDに使用されることが多い.食欲不振,悪心,嘔吐のあるものは悪化することがある.まれに眠気を呈することがある.
	加味帰脾湯(かみきひとう)	虚弱体質で血色の悪いものの次の諸症:貧血,不眠症,精神不安,神経症	偽アルドステロン症,ミオパシー(甘草含有1 g/日)	虚弱体質で顔色が悪く,精神不安,心悸亢進,不眠などに用いる.抗不安薬や抗うつ薬の離脱に有効との報告もある.
	酸棗仁湯(さんそうにんとう)	心身が疲れ弱って眠れないもの	間質性肺炎,偽アルドステロン症,ミオパシー(甘草含有1 g/日)	体力の低下したもので,不眠,不安,神経過敏などを伴うときに使用される.食欲不振,悪心,嘔吐のあるものは悪化することがある.
	半夏厚朴湯(はんげこうぼくとう)	気がふさいで,咽喉,食道部に異物感があり,ときに動悸,めまい,嘔気などを伴う次の諸症:不安神経症,神経性胃炎,つわり,せき,しわがれ声,神経性食道狭窄症,不眠症	なし	本剤に含まれる半夏と厚朴のいずれも「気うつ」を改善する.「気うつ」とは抑うつ気分,不安感,腹部にガスが溜まった感じ,息が詰まる感じ,十分に息が吸えない感じなどをさす.体力がなく,顔色がすぐれず,咽頭がふさがる感じを訴えるものに用いる.
	柴胡桂枝乾姜湯(さいこけいしかんきょうとう)	体力が弱く,冷え症,貧血気味で,動悸,息切れがあり,神経過敏のあるものの次の諸症:更年期障害,血の道症,神経症,不眠症	間質性肺炎,偽アルドステロン症,ミオパシー(甘草含有2 g/日),肝機能障害,黄疸	神経過敏,不安焦燥感,特に動悸,息切れ,発汗などの自律神経症状を伴う不安症状に用いられる.
実証	黄連解毒湯(おうれんげどくとう)	比較的体力があり,のぼせぎみで顔色あかく,イライラする傾向のあるものの次の諸症:鼻出血,高血圧,不眠症,ノイローゼ,胃炎,二日酔,血の道症,めまい,動悸,湿疹・皮膚炎,皮膚瘙痒症	間質性肺炎,肝機能障害,黄疸,腸間膜静脈硬化症	体力があり,胃腸の強いもののイライラや不眠に対して興奮を鎮め精神的安定を図る.苦味が強く飲みにくい.「清熱薬」として皮膚科領域の炎症などに用いられる.甘草を含有せず,甘草含有量の多い製剤との併用も可能.
	柴胡加竜骨牡蛎湯(さいこかりゅうこつぼれいとう)	比較的体力があり,心悸亢進,不眠,いらだちなどの精神症状のあるものの次の諸症:高血圧症,動脈硬化症,慢性腎臓病,神経衰弱症,神経性心悸亢進症,てんかん,ヒステリー,小児夜啼症,陰萎	間質性肺炎,肝機能障害,黄疸	柴胡剤の中で中枢作用が最も強い.比較的体力のあるものの精神不安,不眠,イライラ,胸脇苦満,頭痛,頭重,肩こりなどに用いる.ツムラ以外の製剤ではダイオウが含まれ,ダイオウの子宮収縮作用により流早産の危険性があり妊娠中には使用しない.ダイオウの成分が母乳中に移行して乳児に下痢を起こすことがある.胃腸虚弱,下痢,軟便のものには慎重投与.

A 不安症・うつ病のいずれにも用いる薬物

に注意が必要である．多量に摂取すると腎機能障害が生じる．投与開始後半年間は毎月血中カリウム値を確認する．高齢者には通常の 2/3 量を用いる．腎障害例やループ利尿剤使用例には使用を控える．虚証の人に用いる抑肝散，加味帰脾湯，酸棗仁湯，柴胡桂枝乾姜湯などは甘草を含む．虚証の人に用いる半夏厚朴湯，実証の人に用いる黄連解毒湯と柴胡加竜骨牡蛎湯は甘草を含まない．

柴胡と柴胡剤

柴胡（さいこ）は体を冷やす作用があり，漢方製剤のおよそ 1/6 に含まれる．また，柴胡剤には柴胡と黄芩（おうごん）が含まれ，黄芩にも体を冷やす作用がある．柴胡剤は漢方用語で胸脇苦満（上腹部圧痛）のある人に用い，心を鎮め，ときに抑うつにも効果がある．柴胡剤は体格の良い人から弱々しい人まで順に，大柴胡湯，柴胡加竜骨牡蛎湯，小柴胡湯，柴胡桂枝湯，柴胡桂枝乾姜湯を用いる．小柴胡湯は間質性肺炎が生じることが報告され，インターフェロン製剤や重篤な肝機能障害例への使用が禁忌とされる．

---

memo

「後発医薬品（ジェネリック）とは」

医療用医薬品には 1967 年以降に臨床試験が行われて承認された新薬である先発医薬品，先発薬品と同等性を評価して承認されたほかの企業の品目である後発医薬品（ジェネリック），およびその他の医薬品がある．1967 年以前には新薬の承認ルールが未整備だったため，それ以前に承認された医薬品はその他の医療用医薬品に分類される．医療機関で処方箋によって処方される漢方エキス製剤，血液製剤などの生物学的製剤，および生薬などもその他の医療用医薬品である．

ジェネリックは臨床試験の必要がないため，短い開発期間と低い開発経費で中小メーカーの参入が可能となる．先発品メーカーの許諾を受けた会社が，先発薬の名称を変えて後発医薬品として発売するオーソライズド・ジェネリックもある．2005 年以降に申請されたジェネリックはブランド名をつけることは認められておらず，販売名は「一般名」＋「含量または濃度」＋「（4 文字以内の会社名）」で表記される．初めてのジェネリックの薬価は先発品の 60%，収載希望品が 10 品目を超えると 50%，収載後 5 年経っても普及しない場合はさらに薬価が引き下げられる．

厚生労働省は増え続ける医療費を削減する切り札として，ジェネリックの積極的使用を国策として推進している．2008 年には「後発医薬品の生物学的同等性試験ガイドライン」を公表し，国立医薬品食品衛生研究所に「ジェネリック医薬品品質情報検討会」を設置した．2010 年には処方箋様式を変えて，患者の同意のもとにジェネリックに変更することを可能にした．2012 年には診療報酬算定方式が改定され，医師が一般名で処方した場合に処方箋料が加点されることになった．2014 年からは厚生労働省医薬食品局が「ジェネリックの品質情報に関する冊子」を年 2 回定期刊行している．

世界保健機関（WHO）もジェネリックの費用削減効果に注目しており，ジェネリック使用推進は世界中の潮流である．米国はマネージドケアと呼ばれる民間医療保険の加入者が多く，先発医薬品の特許が切れると数か月でジェネリックに置き換わり，その普及率は 90% を超える．英国は国民皆保険で財源は税金であるため，費用対効果の考え方が浸透しており，一般名で処方を行いジェネリック普及率は 70% を超す．フランスでは薬局の権限として先発薬からジェネリックへの変更を認める代替調剤を採用して普及率が 60% 超となった．一方，日本のジェネリック普及率はいまだ 40% 台と低い水準にある．

第Ⅱ章
抗不安薬・抗うつ薬各論

B 主に不安症に用いる薬剤

B 主に不安症に用いる薬剤

03-1 長期間使用することのあるベンゾジアゼピン系抗不安薬

🔷 長期間使用することのあるベンゾジアゼピン系抗不安薬

　ベンゾジアゼピン誘導体は内因性の抑制性神経伝達物質である GABA（γ-aminobutyric acid）の作用を増強し，抗不安作用，鎮静・催眠作用，筋弛緩作用，抗けいれん作用を示す．学習・記憶障害を生じ，連用で耐性，依存性，離脱を生じる．多くのベンゾジアゼピン系抗不安薬は乱用のリスクがあるため，麻薬および向精神薬取締法でその管理が厳しく規制されている．また，保険診療では処方日数が制限されているものが多い．その中で，処方日数が制限されていないトフィソパム，エチゾラム，フルタゾラム，メキサゾラム，フルトプラゼパム，あるいは処方日数制限が 90 日と長いジアゼパムやクロナゼパムは長期間使用されることがある．

🔷 ベンゾジアゼピン系抗不安薬は内因性 GABA の存在下で作用する

　GABA の受容体のうち，Cl$^-$イオンチャネルと複合体を形成している A 型受容体（GABA$_A$ 受容体）は，α，β，γ などの 5 つのサブユニットから構成される．内因性の GABA は GABA$_A$ 受容体の β サブユニットに結合し，Cl$^-$ チャネルが開口することで脳全体を抑制する．ベンゾジアゼピン系薬物は α サブユニットと γ サブユニットの境界に結合し（図1），内因性 GABA が存在しないと作用を発揮しない（アロステリック作用という）．そのため，投与量を増やしても内

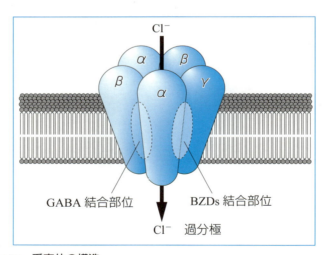

図1 GABA$_A$ 受容体の構造

（Rudolph U, Knoflach F: Beyond classical benzodiazepines: novel therapeutic patential of GABAA receptor subtypes. *Nat Rev Drug Discov* **10**, 685-697, 2011 を改変）
GABA$_A$ 受容体は α，β，γ などの 5 つのサブユニットから構成され，Cl$^-$ イオンチャネルと複合体を形成している．内因性 GABA とベンゾジアゼピンは異なった部位に結合する

因性GABAの最大作用を超えて効果が発現することはなく安全性が高い．

🔷 ベンゾジアゼピン系抗不安薬は消失半減期の長さで使い分ける

　$GABA_A$受容体は20〜30%程度の低い脳内受容体占拠率でも薬効が生じる．受容体に対する作用の持続時間を動的半減期とよぶが，実際にはこれを捉えることはできないので，薬物の血中消失半減期（$T_{1/2}$）で代用している．消失半減期が6〜12時間を短時間作用型，24時間以上を長時間作用型とよんでいる．ベンゾジアゼピン系薬物の多くは活性代謝物が生じ，親薬物だけでなく代謝物の消失半減期も考慮に入れる必要がある．たとえば，ジアゼパムはデスメチルジアゼパムに酸化され，さらにオキサゼパムに水酸化され，グルクロン酸抱合を受けて非活性化されるが，活性代謝物のデスメチルジアゼパムの消失半減期は120時間を超える．消失半減期の長い薬物は投与回数が少なくて済み，血中濃度の変化が少なく，中止後の離脱症状が軽い．しかし，消失半減期よりも短い間隔で頻回して服用すると薬物の蓄積につながり，日中の過鎮静や精神運動抑制の原因となる．

🔷 ベンゾジアゼピン系抗不安薬はアルコールとの併用を禁止する

　ベンゾジアゼピン系抗不安薬をアルコールと併用すると中枢抑制作用が強く現れる．急性のアルコール摂取は肝代謝酵素を抑制してベンゾジアゼピン系抗不安薬の血中濃度を上昇させる．逆に慢性的なアルコール摂取は肝代謝酵素を誘導して，ベンゾジアゼピン系抗不安薬の作用が減弱する．この酵素誘導作用はアルコールを4〜8週中断しても認められる．ベンゾジアゼピン系抗不安薬を投与するときは，アルコールとの併用を禁止する．

B 主に不安症に用いる薬剤　　自律神経失調症

03-1① 長期間使用することのあるベンゾジアゼピン系抗不安薬
トフィソパム

低力価，短時間作用型のベンゾジアゼピン系抗不安薬であるが，大脳辺縁系でなく視床下部に作用することから，抗不安，催眠，鎮静，筋弛緩作用はほとんどなく，自律神経系の調整作用がある．狭隅角緑内障や重症筋無力症の患者にも処方可能である（慎重投与）．MAO 阻害薬との併用注意の記載がない．バルビタールやアルコールとの相互増強作用がある．向精神薬指定はなく，処方日数制限もなく，長期投与が可能である．抗不安薬の多剤投与制限は適用される．

及び鏡像異性体

作用機序	
・ベンゾジアゼピン誘導体で，$GABA_A$ 受容体に非特異的に結合し，内因性の GABA 作用を増強する ・通常のベンゾジアゼピンが大脳辺縁系に強く作用するのに対し，本剤はおもに視床下部に作用する	
薬剤	
・薬効分類名　自律神経調整剤 ・商品名　グランダキシン®（持田）　後 ・剤型　錠（50 mg），細粒（10%） 　車× 　多抗不安薬	
効能・効果・ 用法・用量	・自律神経失調症，頭部・頸部損傷，更年期障害・卵巣欠落症状における頭痛・頭重，倦怠感，心悸亢進，発汗などの自律神経症状（**150 mg**，分 3）
薬物動態	・T_{max}：**約 1 時間** ・$T_{1/2}$：**約 5 時間** ・肝代謝（おもに CYP3A4）
使用上の注意	
警告	なし
禁忌	なし
重大な副作用	なし
副作用	眠気，ふらつき，悪心，便秘，倦怠感など

心身症　　神経症　　うつ病

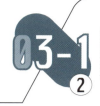

長期間使用することのあるベンゾジアゼピン系抗不安薬

エチゾラム

高力価，短時間作用型のベンゾジアゼピン類似薬で，抗不安作用，鎮静・催眠作用，筋弛緩作用が強く，抗不安薬だけでなく睡眠薬としても用いられる．高齢者には転倒・骨折のリスクがあり，制限用量は 1.5 mg と成人よりも低く設定されている．高齢者でせん妄を惹起・悪化させることがある．服用すると独特の高揚感があることも，依存症誘発の原因となっている．抗不安薬として多剤投与規制が適用される．

作用機序	
・チエノジアゼピン系薬剤であるが，ベンゾジアゼピンと同等の特性をもつ ・$GABA_A$ 受容体に非特異的に結合し，内因性の GABA 作用を増強する	
薬剤	
・薬効分類名　精神安定剤 ・商品名　デパス®（田辺三菱）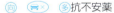 ・剤型　錠(0.25，0.5，1 mg)，細粒(1%) 　抗不安薬	
効能・効果・ 用法・用量	・神経症，うつ病における不安・緊張・睡眠障害(**3 mg**，分 3，睡眠薬として用いる時は就寝前投与) ・心身症における身体症候・不安・緊張・睡眠障害および頚椎症・腰痛症・筋収縮性頭痛における不安・緊張・抑うつ・筋緊張(**1.5 mg**，分 3) ・統合失調症における睡眠障害(**1〜3 mg**，就寝前) ＊高齢者は 1.5 mg まで
薬物動態	・T_{max}：**約 3 時間** ・$T_{1/2}$：**約 6 時間**（未変化体） ・肝代謝(CYP2C9，3A4)
使用上の注意	
警告	なし
禁忌	急性狭隅角緑内障，重症筋無力症
重大な副作用	依存症，呼吸抑制・CO_2 ナルコーシス，悪性症候群，横紋筋融解症，間質性肺炎，肝機能障害・黄疸
副作用	眠気，ふらつき，倦怠感，脱力感，胃腸障害，発疹，痒みなど

B 主に不安症に用いる薬剤

心身症

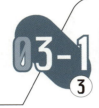

長期間使用することのあるベンゾジアゼピン系抗不安薬
フルタゾラム

低力価，短時間作用型のベンゾジアゼピン系抗不安薬で，抗不安作用はマイルドである．鎮静・催眠作用，筋弛緩作用，抗けいれん作用は弱い．過敏性腸症候群などの心身症，身体合併症をもつ患者，高齢者の不安・緊張などに用いられる．向精神薬指定はなく，処方日数制限もないため，長期投与が許容される．抗不安薬の多剤投与制限は適用される．

作用機序	
ベンゾジアゼピン誘導体で，$GABA_A$ 受容体に非特異的に結合し，内因性の GABA 作用を増強する	
薬剤	
・薬効分類名　消化管機能安定剤 ・商品名　コレミナール®（沢井 / 田辺三菱） ・剤型　錠（4 mg），細粒（1%） 🚗× 　多抗不安薬	
効能・効果・ 用法・用量	・心身症における身体症候ならびに不安・緊張・抑うつ（**12 mg**，分 3）
薬物動態	・T_{max}：**約 1 時間** ・$T_{1/2}$：**約 3.5 時間** ・肝代謝
使用上の注意	
警告	なし
禁忌	急性狭隅角緑内障，重症筋無力症
重大な副作用	依存性，刺激興奮・錯乱
副作用	眠気，めまい，倦怠感，発疹など

心身症　うつ病

03-1 ④ 長期間使用することのあるベンゾジアゼピン系抗不安薬
ジアゼパム

中力価，長時間作用型のベンゾジアゼピン系抗不安薬で，各種抗不安薬の標準薬である．経口薬や注射剤など剤型が豊富にある．乳幼児には筋注は行わない．ほかの注射液と混合または希釈できず，点滴静注は推奨されない．最高血中濃度への到達時間が短く，脂溶性も高いため，作用発現が早い．鎮静催眠作用，筋弛緩作用，抗けいれん作用がある．処方日数制限は 90 日で，向精神薬に指定され，抗不安薬の多剤投与制限が適用される．

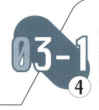

作用機序	
ベンゾジアゼピン誘導体で，$GABA_A$ 受容体に非特異的に結合し，内因性の GABA 作用を増強する	
薬剤	
・薬効分類名　マイナートランキライザー ・商品名　セルシン®（武田），ホリゾン®（丸石）後　坐剤はダイアップ®（高田） ・剤型　錠（2，5，10 mg），散（1%），シロップ（0.1%），注（5 mg/1 ml，10 mg/2 ml），坐（4，6，10 mg） 　向 90　坐 14　🚗×　㊙抗不安薬	
効能・効果・用法・用量	・うつ病，心身症，神経症の不安・緊張・抑うつ（3 歳以下 1 ～ 5 mg，4 ～ 12 歳 2 ～ 10 mg，成人 **2 ～ 15 mg**，分 1 ～ 3） ・脳脊髄疾患に伴う筋けいれん・疼痛における筋緊張の軽減（2 ～ 10 mg，分 3~4） ・麻酔前投薬（5 ～ 10 mg，就寝前または術前） ・坐薬は小児の熱性けいれんおよびてんかんのけいれん発作の改善（0.4 ～ 0.5 mg/kg，1 日 1 ～ 2 回，1 日 mg/kg を超えない．なお，ジアゼパム坐薬は日本でのみ用いられており，有効血中濃度に達するまで時間を要す） ・注射液はてんかん重積状態におけるけいれんの抑制，神経症や各種疾患及び状態における不安・興奮・抑うつの軽減（初回 1 mg を緩徐，必要に応じて 3 ～ 4 時間ごとに追加，ほかの注射液と混合または希釈しない，除去半減期が 2 日前後と長く，眠気やふらつきが数日間残ることがある）
薬物動態	・T_{max}：**1 ～ 2 時間** ・$T_{1/2}$：**20 ～ 70 時間**（活性代謝物ノルジアゼパムの消失半減期はさらに長い） ・肝代謝（CYP2C19，CYP3A4）
使用上の注意	
警告	なし
禁忌	急性狭隅角緑内障，重症筋無力症，（注射）ショック，昏睡，バイタルサインの悪い急性アルコール中毒，＜併用禁忌＞HIV プロテアーゼ阻害剤
重大な副作用	薬物依存，離脱症状，刺激興奮，錯乱，呼吸抑制
副作用	眠気，黄疸，顆粒球・白血球減少，発疹など

B　主に不安症に用いる薬剤

心身症　神経症

03-1 ⑤ メキサゾラム

長期間使用することのあるベンゾジアゼピン系抗不安薬

高力価，長時間作用型のベンゾジアゼピン系抗不安薬．抗不安作用，鎮静催眠作用を有し，消化器系や循環器系の心身症に用いられる．弱いながら筋弛緩作用があるため，眠気，ふらつき，倦怠感が出現する．向精神薬指定がなく，処方日数制限がないため，長期処方が可能である．抗不安薬の多剤投与制限は適用される．高齢者の制限用量は成人用量の半量 1.5 mg であることに注意．

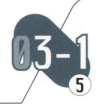

作用機序	
ベンゾジアゼピン誘導体で，$GABA_A$ 受容体に非特異的に結合し，内因性の GABA 作用を増強する	
薬剤	
・薬効分類名　抗不安剤 ・商品名　メレックス®（第一三共） ・剤型　錠（0.5，1 mg），細粒（0.1%） 　🚗✕　🅂 抗不安薬	
効能・効果・用法・用量	・神経症における不安・緊張・抑うつ，易疲労性，強迫・恐怖・睡眠障害 ・心身症（胃・十二指腸潰瘍，慢性胃炎，過敏性腸症候群，高血圧症，心臓神経症，自律神経失調症）における身体症候ならびに不安・緊張・抑うつ・易疲労性・睡眠障害 用量（1.5 〜 3 mg，分 3，**高齢者は 1.5 mg まで**）
薬物動態	・T_{max}：**1 〜 2 時間** ・$T_{1/2}$：**60 〜 150 時間** ・肝代謝（おもに CYP3A4）
使用上の注意	
警告	なし
禁忌	過敏症，急性狭隅角緑内障，重症筋無力症
重大な副作用	依存性，刺激興奮，錯乱
副作用	発疹など

3-1-⑥ 長期間使用することのあるベンゾジアゼピン系抗不安薬

フルトプラゼパム

高力価，超長時間作用型のベンゾジアゼピン系抗不安薬で，抗不安作用は強いが，作用発現が遅い．鎮静催眠作用と筋弛緩作用は比較的強いが，抗けいれん作用は弱い．きわめて長い時間作用し，1日1回投与する．退薬症状が出現しにくく，漸減が比較的容易であるため，短時間作用型のベンゾジアゼピン系薬剤を中止する目的で，いったん本剤に置き換えることがある．日中の眠気や注意力低下が生じやすい．向精神薬に指定されておらず，処方日数制限はないが，抗不安薬の多剤投与制限は適用される．

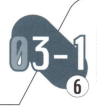

作用機序	
ベンゾジアゼピン誘導体で，$GABA_A$ 受容体に非特異的に結合し，内因性の GABA 作用を増強する	
薬剤	
・薬効分類名　持続性心身安定剤 ・商品名　レスタス®（MSD） ・剤型　錠（2 mg） 　　㋲抗不安薬	
効能・効果・ 用法・用量	・神経症における不安・緊張・抑うつ・易疲労性・睡眠障害（**2〜4 mg**，分 1〜2） ・心身症（高血圧症，胃・十二指腸潰瘍，慢性胃炎，過敏性腸症候群）における身体症候ならびに不安・緊張・抑うつ・易疲労性・睡眠障害（**2〜4 mg**，分 1〜2）
薬物動態	・T_{max}：**4〜8 時間** ・$T_{1/2}$：**約 190 時間** ・肝代謝（おもに CYP3A4）
使用上の注意	
警告	なし
禁忌	急性狭隅角緑内障，重症筋無力症
重大な副作用	依存性，刺激興奮，錯乱
副作用	眠気，ふらつき，めまい，頭痛，口渇，便秘，易疲労感，倦怠感など

B 主に不安症に用いる薬剤

てんかん

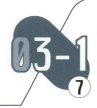

長期間使用することのあるベンゾジアゼピン系抗不安薬

クロナゼパム

高力価，長時間作用型のベンゾジアゼピン系薬剤で，適用はてんかんのみであるが，抗不安作用も強い．鎮静・催眠作用，筋弛緩作用もある．二重盲検比較対照試験で社交不安障害に有効とのエビデンスがある．向精神薬に指定され，90日の処方日数制限があるが，抗不安薬の多剤投与制限は適用されない．不安症などへの適用外使用は，ほかの抗不安薬が無効であるなどの十分な合理的根拠があり，患者へのインフォームドコンセントが得られ，十分な観察が出来る状況で行う．

作用機序	
・ベンゾジアゼピン誘導体で GABA$_A$ 受容体に非特異的に結合し，内因性の GABA 作用を増強する ・電位依存性 Na チャネル阻害作用もある	
薬剤	
・薬効分類名　抗てんかん剤 ・商品名　ランドセン®/リボトリール®（大日本住友/中外） ・剤型　錠（0.5, 1, 2 mg），細粒（0.1, 0.5%） 	
効能・効果・ 用法・用量	・小型（運動）発作〔ミオクロニー発作，失立（無動）発作，点頭てんかん（幼児けい縮発作，BNSけいれんなど）〕，精神運動発作，自律神経発作（小児・成人 **0.5～6 mg**，分 1～3）
薬物動態	・T$_{max}$：約 2 時間 ・T$_{1/2}$：約 27 時間 ・肝代謝
使用上の注意	
警告	なし
禁忌	過敏症，急性狭隅角緑内障，重症筋無力症
重大な副作用	依存性，呼吸抑制，睡眠中の多呼吸発作，刺激興奮，錯乱など，肝機能障害，黄疸
副作用	眠気，ふらつき，過敏症状，性欲減退，血小板減少，好酸球増多など

03-2 長期間使用することのある非ベンゾジアゼピン系抗不安薬

🔵 セロトニン 5-HT$_{1A}$ 作動薬

タンドスピロン（セディール®）は日本で唯一のセロトニン 5-HT$_{1A}$ 作動型抗不安薬である．ベンゾジアゼピン系抗不安薬が有する鎮静・催眠作用や筋弛緩作用による眠気，ふらつき，アルコールとの相乗効果，身体依存性といった問題が少ない．高齢者でも加齢に伴う消失半減期の延長がなく，転倒・骨折のリスクも少なく，眠気によって生活リズムが乱れることも少ない．一方，効果発現が遅く，服薬後にリラックスするなどの自覚症状変化がなく，症状が改善したという実感も乏しいため，怠薬しがちとなる．効果はゆっくりと現れることをあらかじめ説明しておく必要がある．SSRI や SNRI に併用すると中枢性セロトニン効果が増強され，カルシウム拮抗薬と併用すると降圧効果が増強される．

🔵 ベンゾジアゼピン系薬物からタンドスピロンへの切り替えは緩徐に行う

薬物依存傾向のある人には，ベンゾジアゼピン系薬物からタンドスピロンへの切り替えが推奨される．その際，タンドスピロンはベンゾジアゼピン系薬物との交叉耐性がないため，急に切り替えるとベンゾジアゼピン退薬症状が生じる．また，抗けいれん作用もないため，三環系抗うつ薬とベンゾジアゼピンを併用している例に，急にベンゾジアゼピンを中止してタンドスピロンに切り替えるとけいれんが生じたとの報告がある．

🔵 β遮断薬

アドレナリンβ受容体を阻害し，高血圧，狭心症，不整脈の治療薬として広く用いられている．頻脈の改善作用があり，不安に伴う動悸，振戦などの身体症状にも有効である．日本ではβ遮断薬の中で唯一カルテオロール（ミケラン®）がいわゆる心臓神経症（不安症）への適応をもつ．効果発現は遅く，SSRI などに比べてパニック発作に対する効果は乏しい．耐性や依存性はなく，認知障害も少ない．薬剤誘発性の振戦やアカシジアに対しても有効で，抗コリン薬が使用できないときに用いられる．副作用に$β_1$遮断作用による心不全，$β_2$遮断作用による気管支収縮があり，心不全や喘息には禁忌である．

🔵 第一世代抗ヒスタミン薬

ヒドロキシジン（アタラックス®）は第一世代抗ヒスタミン薬で，抗アレルギー作用をもつ．また，脳に移行しやすく，視床，視床下部，大脳辺縁系などに作用してマイルドな精神安定作用を示す．副作用の眠気は個人差が大きく，全く眠気を感じない人もいる．眠気を自覚しなくとも，集中力，判断力，作業能力が低下するインペアード・パフォーマンスが生じる．眠気は

B 主に不安症に用いる薬剤

ヒスタミン H_1 受容体占拠率が 30% を超すと飽和するが，インペアード・パフォーマンスは用量に伴って直線的に上昇する．すなわち，眠気の自覚がないまま強いインペアード・パフォーマンスを呈するため，実生活では大きな問題となる．ほかに抗ヒスタミン H_1 受容体遮断作用は，鎮静，倦怠感，めまい，精神運動機能障害，食欲増加などの副作用を生じる．

さらに，ムスカリン性アセチルコリン受容体遮断作用もあり，口渇，排尿困難，尿閉，便秘，洞性頻脈，記憶障害などの副作用が生じる．前立腺肥大や緑内障患者には禁忌である．そのほかに，アドレナリン α 受容体遮断作用による起立性低血圧，めまい，反射性頻脈などの副作用もある．中枢神経の抑制系が未発達な乳幼児・小児では，興奮やけいれんを生じることがある．ヒドロキシジン塩酸塩の注射薬（アタラックス®注射液）については，注射部位の壊死・皮膚潰瘍が起こり得るので，筋注後は強くもまず軽く押さえる．

🔵 その他，治療関係を維持するために使用されることのある抗不安薬

ガンマオリザノールは，コメ胚芽や米ぬかに多く含まれるポリフェノールの一種で，血中脂質改善効果とともに，視床下部に作用してカテコールアミン代謝に関与して抗ストレス作用を示すと考えられている．抗不安作用は弱いが定期的な通院を促し，治療関係を維持するために使用される．

---

memo

ベンゾジアゼピン系抗不安薬の開発は偶然の産物（セレンディピティ）

1957 年，製薬会社の医薬品化学部門の責任者レオ・スターンバックは，長らく成果の出なかった研究室を閉じる準備をしていた．かつて開発されたまま放置され，棚に置いたままの化合物を調べることにし，最後の化合物を動物実験に回したところ，数日後に薬理部門から驚くべき結果がもたらされた．その化合物を投与されたマウスは耳をつかまれても逃げず，癖の悪いサルたちはおとなしくなったという．後にベンゾジアゼピンと名付けられたこの化合物を見直すと，当初考えていた合成体とは全く別物で，「通常起きない変換」が生じたことが判明した．1959 年に特許を取り，1960 年にリブリウムの名称で市販された新しいトランキライザーは，意識レベルを低下させず，知的活動を阻害することもなく，患者の不安と緊張を鎮めた．さらに，リブリウムよりも数倍強力で，苦い味もなくなったジアゼパムが 1963 年にヴァリウムの商品名で発売されると瞬く間に世界中で用いられるようになった．

心身症　神経症

03-2 ① タンドスピロン
長期間使用することのある非ベンゾジアゼピン系抗不安薬

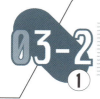

日本で唯一のセロトニン 5-HT$_{1A}$ 作動性抗不安薬．GABA に作用しないためアルコールとの相乗効果や依存性は少ない．抗不安作用は弱く，鎮静・催眠，筋弛緩，抗けいれん作用もない．即効性はなく，効果出現には数週間かかる．軽症例や高齢者の不安・緊張・抑うつに用いられる．向精神薬指定はなく，処方日数制限もないが，抗不安薬の多剤投与制限は適用される．服薬後の自覚症状がないため怠薬しがちとなる．ベンゾジアゼピンとの交叉耐性がないため，急に切り替えると，ベンゾジアゼピンの退薬症状が生じる．

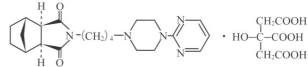

作用機序	
・ベンゾジアゼピン受容体に結合せず，セロトニン 5-HT$_{1A}$ 受容体に結合して弱い抗不安作用を示す	
薬剤	
・薬効分類名　セロトニン作動性抗不安薬 ・商品名　セディール®（大日本住友）後 ・剤型　錠（5, 10, 20 mg） 副　🚗×　多 抗不安薬	
効能・効果・用法・用量	・心身症（自律神経失調症，本態性高血圧症，消化性潰瘍）における身体症候ならびに抑うつ，不安，焦躁，睡眠障害 ・神経症における抑うつ，恐怖 用量（30～60 mg, 分3）
薬物動態	・T$_{max}$：**約1時間** ・T$_{1/2}$：**1.2～1.4時間**（高齢者でも加齢に伴う消失半減期の延長が少ない） ・肝代謝（CYP3A4, 2D6）
使用上の注意	
警告	なし
禁忌	なし
重大な副作用	肝機能障害，黄疸，セロトニン症候群，悪性症候群
副作用	発疹，蕁麻疹，瘙痒など

B 主に不安症に用いる薬剤

不安症　その他

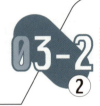

長期間使用することのある非ベンゾジアゼピン系抗不安薬

カルテオロール

高血圧，不整脈，狭心症に用いられるβ遮断薬である．慢性不安と動悸，息切れ，胸部圧迫感，めまいなどを訴えるいわゆる心臓神経症にも適応がある．効果発現には3〜6週間を要する．気管支喘息，徐脈，低血圧などの副作用に注意．中止するときは緩徐に減薬する．向精神薬指定はなく，処方日数制限や抗不安薬の多剤投与制限もない．

及び鏡像異性体

作用機序	
・β受容体遮断作用，内因性交感神経刺激作用などを有する	
薬剤	
・薬効分類名　βブロッカー ・商品名　ミケラン®/ミケラン®LA（大塚）　後 ・剤型　錠（5 mg），細粒（1%） 	
効能・効果・ 用法・用量	・心臓神経症（5 mg錠剤・細粒のみの適応） ・本態性高血圧症，不整脈，狭心症 用量（**10〜30 mg，分2**），（徐放カプセル15 mg）
薬物動態	・T_{max}：**約1時間** ・$T_{1/2}$：**約5時間** ・肝代謝（おもにCYP2D6）
使用上の注意	
警告	なし
禁忌	過敏症，気管支喘息，糖尿病性ケトアシドーシス・代謝性アシドーシス，高度の徐脈，房室ブロック，洞不全症候群，洞室ブロック，心原性ショック，肺高血圧による右心不全，うっ血性心不全，低血圧症，未治療の褐色細胞腫，妊婦
重大な副作用	房室ブロック，洞不全症候群，洞室ブロック，洞停止などの徐脈性不整脈，うっ血性心不全，冠攣縮性狭心症，失神
副作用	めまい，頭痛，こむら返り，発疹，喘息様症状など

神経症

03-2 ③ 長期間使用することのある非ベンゾジアゼピン系抗不安薬
ヒドロキシジン

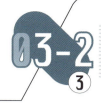

第一世代の抗ヒスタミン薬で，抗アレルギー作用，中枢抑制作用，緩和精神安定作用がある．副作用の眠気は個人差が大きく，全く眠気を感じない人もいる．眠気を自覚しなくとも，集中力，判断力，作業能力が低下するインペアード・パフォーマンスが生じる．副作用も強く，安全域も狭い．連用によりすみやかに耐性が形成される．向精神薬指定はなく，処方日数制限もないが，抗不安薬の多剤投与制限は適用される．妊婦には投与禁忌であるが，偶発的に使用されてしまった場合に，臨床的に有意な胎児リスクの報告はない．

作用機序	
・ピペラジン系の第一世代の抗ヒスタミン薬 ・脂溶性で脳内移行率が高く，抗アレルギー作用とともに中枢抑制作用をもつ	
薬剤	
・薬効分類名　抗アレルギー性緩和精神安定剤 ・商品名　アタラックス®/アタラックス P®（ファイザー）　㉿ ・剤型　錠（10，25 mg）/ 散 10%，カプセル（25，50 mg），シロップ 0.5%，ドライシロップ 2.5%，注射液（25 mg, 50 mg/mL） 🚗× ㊂抗不安薬	
効能・効果・ 用法・用量	・蕁麻疹，皮膚疾患に伴う瘙痒（**50〜75 mg**，分 2〜3） ・神経症における不安・緊張・抑うつ（**75〜150 mg**，分 3〜4） ・注射は術前・術後の悪心・嘔吐防止，麻酔前投薬，神経症における不安・緊張，抑うつ （注射部位の壊死・皮膚潰瘍が起こり得るので，筋注後は強くもまず軽く押さえる）
薬物動態	・T_{max}：**約 2 時間** ・$T_{1/2}$：**7〜20 時間** ・肝代謝（CYP3A4，3A5，アルコール脱水素酵素）
使用上の注意	
警告	なし
禁忌	過敏症，ポルフィリン症，妊婦または妊娠している可能性のある婦人
重大な副作用	ショック，アナフィラキシー様症状，肝機能障害，黄疸
副作用	眠気，倦怠感，口渇など

B 主に不安症に用いる薬剤

心身症

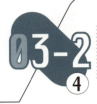

長期間使用することのある非ベンゾジアゼピン系抗不安薬

ガンマオリザノール

脂質異常症治療剤の植物ステロールであるが，更年期障害や過敏性腸症候群などの心身症に用いられる．向精神薬指定はなく，処方日数制限もないが，抗不安薬の多剤投与制限は適用される．自動車運転制限に関する記載はない．

作用機序	
・植物ステロールで，血中脂質改善効果とともに，抗ストレス作用を示す	
薬剤	
・薬効分類名　心身症(更年期障害，過敏性腸症候群)治療剤，脂質異常症治療剤 ・商品名　ハイゼット®(大塚)　㊣ ・剤型　錠(25, 50 mg)，細粒(20%) 　㊗抗不安薬	
効能・効果・ 用法・用量	・高脂質血症(**300 mg**，分 3) ・心身症(更年期障害，過敏性腸症候群)における身体症候ならびに不安・緊張・抑うつ(**10～50 mg**，分 3)
薬物動態	・T_{max}：**約 12 時間** ・$T_{1/2}$：**約 22 時間以上** ・肝代謝
使用上の注意	
警告	なし
禁忌	なし
重大な副作用	なし
副作用	眠気，嘔吐，下痢など

3-3 短期間使用するベンゾジアゼピン系抗不安薬

ベンゾジアゼピン系抗不安薬は短期間の使用にとどめる

　ベンゾジアゼピン系抗不安薬は，高力価で短時間作用型の薬物ほど耐性形成や退薬症状などの身体依存と，摂取渇望感などの精神依存が生じる．常用量であっても6か月以上連用すると中断時に離脱症状が生じるため服用を中止できなくなる常用量依存が生じる．日本ではベンゾジアゼピン系薬物は「麻薬および向精神薬取締法」により厳重な管理が義務付けられ，保険診療では1回に処方できる日数が14日あるいは30日に制限されているものが多い．医原性薬物依存症を作らないためにも，ベンゾジアゼピン系抗不安薬の使用は短期間にとどめるべきである．

ベンゾジアゼピン系抗不安薬の副作用

　ベンゾジアゼピン系抗不安薬は鎮静・筋弛緩・健忘などの副作用を生じる（表1）．高力価で半減期の短い薬物では，本来の薬効とは逆の奇異反応とよばれる副作用もみられる．これは鎮静・催眠効果とは逆に，気分が高揚し，興奮し，攻撃的となり，辻褄の合わない行動がみられる．小児・思春期例で生じやすく，成人ではアルコールとの併用で起こりやすい．酩酊状態やもうろう状態に似て，その間の異常行動を覚えていないことが多い．医師が質問しなかったり，患者が報告しなかったりして，見逃されることの多い副作用である．

ベンゾジアゼピン系抗不安薬の退薬（離脱）症状

　長期間連用していたベンゾジアゼピン系抗不安薬を中断すると，不眠，不安，焦燥などの精

表1　ベンゾジアゼピン系抗不安薬の副作用

鎮静	眠気，めまい，倦怠感，脱力感，呂律不良，認知機能低下，注意・集中力の低下，反射運動能力の低下
筋弛緩	ふらつき，転倒，就寝中の呼吸筋活動低下
健忘	前向性健忘（アルコール併用で増強）
常用量依存	長期連用により服薬をやめられなくなる．作用時間の短い薬物の方が認識されやすいが，長時間作用型でも生じる．
奇異反応	本来の薬効とは逆に，易刺激性，不安，多動，攻撃性，過食，錯乱などが生じる．出現はまれといわれるが，医師や患者が睡眠薬が原因と認識していないことがある．
退薬（離脱）症状	突然の服薬中止で不眠，不安，焦燥などの精神症状，発汗，動悸，振戦などの身体症状，および光や音への過敏性などの知覚障害が生じる．高力価，高用量を用いている例ではせん妄やけいれんが生じることもある．作用時間の長い薬物でも生じるが，作用時間の短い薬物ではすぐに生じるため認識されやすい．

B 主に不安症に用いる薬剤

神症状，発汗，動悸，振戦などの身体症状，および光や音への過敏性などの知覚障害などが生じる．高力価，高用量を用いている例ではせん妄やけいれんも生じる．短時間作用型薬物は中止すると即座に退薬症状が生じるので認識されやすく，症状は1〜2日で消退する．長時間作用型薬物の退薬症状は緩徐に生じるため認識されにくいが，症状が2〜5日持続する．

ベンゾジアゼピン系抗不安薬の相互作用

ベンゾジアゼピン系抗不安薬をアルコール，三環系抗うつ薬，抗精神病薬，抗ヒスタミン薬などのほかの中枢神経抑制薬と併用すると，過鎮静や呼吸抑制が生じる．制酸薬は胃腸管におけるベンゾジアゼピン系抗不安薬の吸収を阻害する．シメチジン，ジスルフィラム，イソニアジド，エストロゲン，経口避妊薬を併用すると，ベンゾジアゼピン系抗不安薬の血中濃度が上昇する．

ベンゾジアゼピン系抗不安薬の頓用

一般に，吸収が早く，最高血中濃度到達時間（T_{max}）が早く，脂溶性の薬物は脳内にすみやかに分布して効果発現が早い．ベンゾジアゼピン系薬物とその代謝物は脂溶性が高く，作用発現が早いため頓用として用いられることがある．特にアルプラゾラムは脂溶性が高く，単回投与で急速に脳内に分配されて作用発現が早く，連用によって脳内濃度が平衡に達した定常状態で頓用として使用しても一過性の作用を生じる．一方，脂溶性が比較的低いロラゼパムなどは単回投与後の作用開始は遅く，頓用としては勧められない．

---

memo

うつ病の増加は製薬会社の疾患喧伝？

日本を含む世界各国でうつ病の増加しているが，これは製薬会社の疾患喧伝のせいであるとの説がある．1983年に欧州でSSRIが発売され，1987年に米国でフルオキセチン（商品名プロザック®）が発売され，SSRIの使用が急増した．これはうつ病啓発の草の根運動の成果ではなく，製薬会社の戦略による草の根運動もどきの疾患喧伝（disease mongering）であり，人工芝製造会社のアストロターフをもじってアストロターフィングと揶揄された．1980年に米国精神医学会による精神疾患の診断統計マニュアル第3版（DSM-Ⅲ）が公表され，うつ病の診断基準が拡大したことも診断の増加に一役買っていると思われる．

心身症

03-3 ① 短期間使用するベンゾジアゼピン系抗不安薬

クロチアゼパム

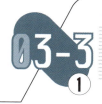

低力価，短時間作用型のベンゾジアゼピン類似の抗不安薬．抗不安作用はマイルドで，鎮静催眠作用，筋弛緩作用，抗けいれん作用は弱い．軽症例や高齢者の不安・緊張などに用いられる．向精神薬に指定され，処方日数制限は 30 日，抗不安薬の多剤投与制限がある．

作用機序	
・チエノジアゼピン誘導体であるが，ベンゾジアゼピンと同等の特性をもつ ・$GABA_A$ 受容体に非特異的に結合し，内因性の GABA 作用を増強する	
薬剤	
・薬効分類名　心身安定剤 ・商品名　リーゼ®（田辺三菱 / 吉富） ・剤型　錠（5, 10 mg）　顆粒（10%） 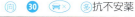	
効能・効果・用法・用量	・心身症（消化器疾患，循環器疾患）における身体症候ならびに不安・緊張・心気・抑うつ・睡眠障害（**15 〜 30 mg**, 分 3） ・自律神経失調症におけるめまい・肩こり・食欲不振（**15 〜 30 mg**, 分 3） ・麻酔前投薬（**10 〜 15 mg**, 就寝前または手術前）
薬物動態	・T_{max}：**約 1 時間** ・$T_{1/2}$：**約 6 時間** ・肝代謝
使用上の注意	
警告	なし
禁忌	急性狭隅角緑内障，重症筋無力症
重大な副作用	依存性，肝機能障害，黄疸
副作用	眠気，ふらつきなど

B 主に不安症に用いる薬剤

心身症　神経症　うつ病

03-3② 短期間使用するベンゾジアゼピン系抗不安薬
ブロマゼパム

中力価，中間時間作用型のベンゾジアゼピン系抗不安薬．抗不安作用は強く，鎮静催眠作用，筋弛緩作用，抗けいれん作用もある．身体衰弱者や高齢者では鎮静・筋弛緩作用によるめまい，ふらつき，転倒などが出やすい．中断による反跳症状や離脱症状も強い．向精神薬に指定され，処方日数制限は 30 日，抗不安薬の多剤投与制限がある．

作用機序	
ベンゾジアゼピン誘導体で，$GABA_A$ 受容体に非特異的に結合し，内因性の GABA 作用を増強する	
薬剤	
・薬効分類名　精神神経用剤 ・商品名　レキソタン®（エーザイ / 中外）後 ・剤型　錠（1，2，5 mg），細粒（1%），後発医薬品には 3 mg 錠もある 向 30 🚗× 多抗不安薬	
効能・効果・ 用法・用量	・神経症における不安・緊張・抑うつおよび強迫・恐怖（**6 〜 15 mg**，分 2 〜 3） ・うつ病における不安・緊張（**6 〜 15 mg**，分 2 〜 3） ・心身症（高血圧症，消化器疾患，自律神経失調症）における身体症候ならびに不安・緊張・抑うつおよび睡眠障害（**3 〜 6 mg**，分 2 〜 3） ・麻酔前投薬（5 mg，就寝前または手術前）
薬物動態	・T_{max}：1 〜 2 時間 ・$T_{1/2}$：8 〜 30 時間 ・肝代謝
使用上の注意	
警告	なし
禁忌	過敏症，急性狭隅角緑内障，重症筋無力症
重大な副作用	依存性，刺激興奮，錯乱
副作用	眠気，ふらつき，疲労感など

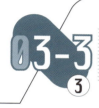

心身症　神経症

短期間使用するベンゾジアゼピン系抗不安薬

ロラゼパム

高力価，中間時間作用型のベンゾジアゼピン系抗不安薬．抗不安作用が強く，鎮静催眠作用や筋弛緩作用は比較的弱い．活性代謝物がなく代謝が単純なため，肝機能障害例や高齢者にも用いやすい．脂溶性が低いため，吸収も脳内移行も緩徐で，単回投与後の作用発現が遅く，頓用としての使用は勧められない．中断による反跳症状や離脱症状は強い．向精神薬に指定され，処方日数制限は 30 日，抗不安薬の多剤投与制限がある．

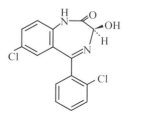

及び鏡像異性体

作用機序	
ベンゾジアゼピン誘導体で，$GABA_A$ 受容体に非特異的に結合し，内因性の GABA 作用を増強する	
薬剤	
・薬効分類名　マイナートランキライザー ・商品名　ワイパックス®（ファイザー） ・剤型　錠（0.5，1 mg） 抗不安薬	
効能・効果・ 用法・用量	・神経症における不安・緊張・抑うつ ・心身症（自律神経失調症，心臓神経症）における身体症候ならびに不安・緊張・抑うつ ・用量（1〜3 mg，分服）
薬物動態	・T_{max}：約 2 時間 ・$T_{1/2}$：約 12 時間 ・肝代謝（グルクロン酸抱合）
使用上の注意	
警告	なし
禁忌	急性狭隅角緑内障，重症筋無力症
重大な副作用	依存性，刺激興奮，錯乱，呼吸抑制
副作用	眠気，発疹など

B 主に不安症に用いる薬剤　　　　　　　　　　　　　　　　　心身症

03-3 ④ 短期間使用するベンゾジアゼピン系抗不安薬
アルプラゾラム

高力価，中間時間作用型のベンゾジアゼピン系抗不安薬．最高血中濃度への到達時間が早く，脂溶性も高いため作用発現が早い．抗不安作用と鎮静催眠作用は極めて強く，筋弛緩作用や抗けいれん作用もある．身体衰弱者や高齢者では鎮静・筋弛緩作用によるめまい，ふらつき，転倒などが出やすい．体重増加の副作用もある．中断による反跳症状や離脱症状も強く，高用量の突然の中断はけいれんやせん妄を引き起こすことがある．向精神薬に指定され，処方日数制限は 30 日，抗不安薬の多剤投与制限がある．高齢者の制限用量は 1.2 mg と，成人の半分に設定されている．

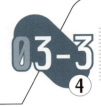

作用機序	
ベンゾジアゼピン誘導体で，GABA$_A$ 受容体に非特異的に結合し，内因性の GABA 作用を増強する	
薬剤	
・薬効分類名　マイナートランキライザー ・商品名　コンスタン®/ソラナックス®（武田/ファイザー）　後 ・剤型　錠（0.4，0.8 mg） 　向　30　⛔×　多抗不安薬	
効能・効果・用法・用量	・心身症（胃・十二指腸潰瘍，過敏性腸症候群，自律神経失調症）における身体症候ならびに不安・緊張・抑うつ・睡眠障害（**1.2～2.4 mg**，分 3～4，**高齢者は 1.2 mg まで**）
薬物動態	・T$_{max}$：約 2 時間 ・T$_{1/2}$：約 14 時間 ・肝代謝（おもに CYP3A4）
使用上の注意	
警告	なし
禁忌	過敏症，急性狭隅角緑内障，重症筋無力症，＜併用禁忌＞HIV プロテアーゼ阻害剤
重大な副作用	薬物依存，離脱症状，刺激興奮，錯乱，呼吸抑制，アナフィラキシー，肝機能障害，黄疸
副作用	めまい，ふらつき，頭痛，不眠，眼症状（霧視，複視），構音障害，焦燥感，神経過敏，健忘，尿失禁，振戦，眠気，発疹，瘙痒，光線過敏など

03-3 ⑤ 短期間使用するベンゾジアゼピン系抗不安薬

フルジアゼパム

高力価，中間時間作用型のベンゾジアゼピン系抗不安薬．抗不安作用，鎮静催眠作用，筋弛緩作用が比較的強く，過鎮静や運動失調に注意が必要．最高血中濃度への到達時間と作用発現は比較的早い．向精神薬に指定され，処方日数制限は 30 日，抗不安薬の多剤投与制限がある．

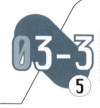

作用機序	
ベンゾジアゼピン誘導体で，$GABA_A$ 受容体に非特異的に結合し，内因性の GABA 作用を増強する	
薬剤	
・薬効分類名　マイナートランキライザー ・商品名　エリスパン®（大日本住友） ・剤型　錠（0.25 mg），細粒（0.1%） 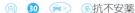	
効能・効果・用法・用量	・心身症（消化器疾患，高血圧症，心臓神経症，自律神経失調症）における身体症候ならびに不安・緊張・抑うつおよび焦躁，易疲労性，睡眠障害（**0.75 mg**，分 3）
薬物動態	・T_{max}：**約 1 時間** ・$T_{1/2}$：**約 23 時間** ・肝代謝
使用上の注意	
警告	なし
禁忌	急性狭隅角緑内障，重症筋無力症
重大な副作用	依存性，刺激興奮，錯乱
副作用	発疹，瘙痒など

B 主に不安症に用いる薬剤

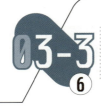

心身症　神経症　うつ病

短期間使用するベンゾジアゼピン系抗不安薬

クロルジアゼポキシド

1956年に合成された最初のベンゾジアゼピン系抗不安薬. 低力価, 長時間作用型で, 抗不安作用, 鎮静催眠作用, 筋弛緩作用は比較的弱い. それでも高齢者では眠気や転倒に注意. 向精神薬に指定され, 処方日数制限は30日, 抗不安薬の多剤投与制限がある.

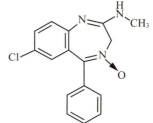

作用機序	
ベンゾジアゼピン誘導体で, $GABA_A$ 受容体に非特異的に結合し, 内因性の GABA 作用を増強する	
薬剤	
・薬効分類名　マイナートランキライザー ・商品名　コントロール®/バランス®（武田/丸石）　後 ・剤型　錠 (5, 10 mg), 散 (1% コントロール®のみ, 10%) 　向　30　車×　多抗不安薬	
効能・効果・ 用法・用量	・神経症における不安・緊張・抑うつ ・うつ病における不安・緊張 ・心身症（胃・十二指腸潰瘍, 高血圧症）における身体症候ならびに不安・緊張・抑うつ ・用量（成人 **20〜60 mg**, 分 2〜3；小児 **10〜20 mg**, 分 2〜4）
薬物動態	・T_{max}：**1〜3 時間** ・$T_{1/2}$：**5〜30 時間** ・肝代謝
使用上の注意	
警告	なし
禁忌	急性狭隅角緑内障, 重症筋無力症
重大な副作用	薬物依存, 離脱症状, 刺激興奮, 錯乱, 呼吸抑制
副作用	眠気, 顆粒球減少, 白血球減少, 黄疸, 発疹, 光線過敏症など

03-3 ⑦

短期間使用するベンゾジアゼピン系抗不安薬

オキサゾラム

日本で最初に開発されたベンゾジアゼピン系抗不安薬．低力価，長時間作用型で，抗不安作用は弱い．鎮静・催眠作用や筋弛緩作用も弱く，歩行失調などの副作用は比較的少ない．向精神薬に指定され，処方日数制限は30日，抗不安薬の多剤投与制限がある．

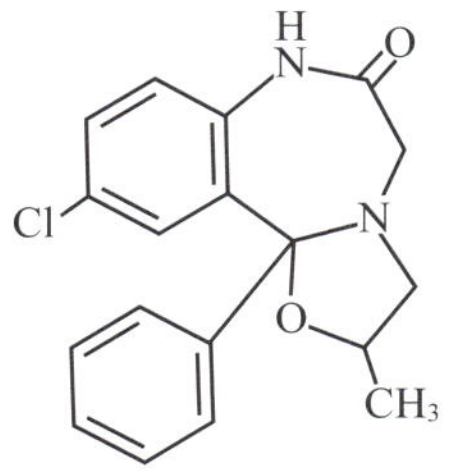

作用機序	
ベンゾジアゼピン誘導体で，$GABA_A$受容体に非特異的に結合し，内因性のGABA作用を増強する	
薬剤	
・薬効分類名　マイナートランキライザー ・商品名　セレナール®(第一三共)　後(細粒のみ) ・剤型　錠(5，10 mg)，散(10%) 向　30　多抗不安薬	
効能・効果・用法・用量	・神経症における不安・緊張・抑うつ・睡眠障害(**10〜20 mg**，分3) ・心身症(消化器疾患，循環器疾患，内分泌系疾患，自律神経失調症)における身体症候ならびに不安・緊張・抑うつ(**10〜20 mg**，分3) ・麻酔前投薬(1〜2 mg/kg，就寝前または手術前)
薬物動態	・T_{max}：**7〜9時間** ・$T_{1/2}$：**50〜62時間** ・肝代謝
使用上の注意	
警告	なし
禁忌	過敏症，急性狭隅角緑内障，重症筋無力症
重大な副作用	依存性
副作用	眠気，発疹，かゆみ，頻脈など

B 主に不安症に用いる薬剤

心身症　神経症

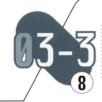

短期間使用するベンゾジアゼピン系抗不安薬
クロキサゾラム

中力価・長時間作用型のベンゾジアゼピン系抗不安薬で，抗不安作用，鎮静催眠作用，筋弛緩作用が比較的強い．エビデンスは十分でないが，抗うつ作用もあるといわれる．効果発現は比較的すみやか．連用による眠気，ふらつき，転倒などに注意が必要．向精神薬に指定され，処方日数制限は30日，抗不安薬の多剤投与制限がある．

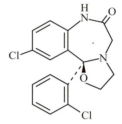

及び鏡像異性体

作用機序	
ベンゾジアゼピン誘導体で，$GABA_A$ 受容体に非特異的に結合し，内因性の GABA 作用を増強する	
薬剤	
・薬効分類名　マイナートランキライザー ・商品名　セパゾン®（第一三共） ・剤型　錠（1, 2 mg），散（1%） 多抗不安薬	
効能・効果・ 用法・用量	・神経症における不安・緊張・抑うつ・強迫・恐怖・睡眠障害（**3〜12 mg**，分 3） ・心身症（消化器疾患，循環器疾患，更年期障害，自律神経失調症）における身体症候ならびに不安・緊張・抑うつ（**3〜12 mg**，分 3） ・術前の不安除去（0.1〜0.2 mg/kg，手術前）
薬物動態	・T_{max}：**2〜4 時間** ・$T_{1/2}$：**約 11〜21 時間** ・肝代謝
使用上の注意	
警告	なし
禁忌	過敏症，急性狭隅角緑内障，重症筋無力症
重大な副作用	依存性，刺激興奮
副作用	眠気，ふらつき，発疹，かゆみなど

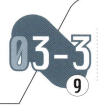

心身症　神経症

03-3-⑨ 短期間使用するベンゾジアゼピン系抗不安薬
メダゼパム

低力価，長時間作用型のベンゾジアゼピン系抗不安薬で，抗不安作用は比較的強いが，鎮静・催眠作用，筋弛緩作用，抗けいれん作用は弱いことから，day time tranquilizer ともよばれる．向精神薬に指定され，処方日数制限は30日，抗不安薬の多剤投与制限がある．

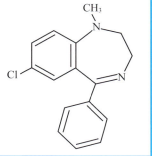

作用機序	
ベンゾジアゼピン誘導体で，$GABA_A$ 受容体に非特異的に結合し，内因性の GABA 作用を増強する	
薬剤	
・薬効分類名　抗不安剤 ・商品名　レスミット®（塩野義）後 ・剤型　錠（2, 5 mg） 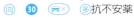向 30 🚫× 多抗不安薬	
効能・効果・用法・用量	・神経症における不安・緊張・抑うつ ・心身症（消化器疾患，循環器疾患，内分泌系疾患，自律神経失調症）における身体症候ならびに不安・緊張・抑うつ ・用量（**10〜30 mg，分 1〜2**）
薬物動態	・T_{max}：**1 時間** ・$T_{1/2}$：**2〜5 時間** ・肝代謝
使用上の注意	
警告	なし
禁忌	過敏症，急性狭隅角緑内障，重症筋無力症
重大な副作用	依存性，刺激興奮，錯乱
副作用	眠気，発疹など

B 主に不安症に用いる薬剤

神経症

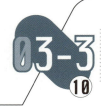

短期間使用するベンゾジアゼピン系抗不安薬
クロラゼプ酸二カリウム

ベンゾジアゼピンのプロドラッグで，低力価，長時間作用型の抗不安薬．鎮静催眠作用，筋弛緩作用，抗けいれん作用は弱いので，高齢者にも用いやすい．小児では慎重投与．投与日数制限が 14 日であることに注意．海外渡航，年末・年始，ゴールデンウイークといった特殊事情のある場合は 1 回 14 日を限度に処方することができる．向精神薬に指定され，抗不安薬の多剤投与制限がある．

作用機序	
・胃でベンゾジアゼピン系化合物のデスメチルジアゼパムに代謝され，完全に吸収される ・$GABA_A$ 受容体に非特異的に結合し，内因性の GABA 作用を増強する	
薬剤	
・薬効分類名　抗不安剤 ・商品名　メンドン®（マイラン） ・剤型　カプセル（7.5 mg） 抗不安薬	
効能・効果・ 用法・用量	・神経症における不安・緊張・焦燥・抑うつ（9〜30 mg，分 2〜4）
薬物動態	・T_{max}：約 0.5〜1 時間 ・$T_{1/2}$：24 時間以上 ・肝代謝（おもに CYP3A）
使用上の注意	
警告	なし
禁忌	急性狭隅角緑内障，重症筋無力症，＜併用禁忌＞HIV プロテアーゼ阻害剤
重大な副作用	依存性，刺激興奮，錯乱
副作用	肝機能検査値異常，発疹，かゆみ，白血球減少など

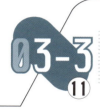

心身症　神経症

短期間使用するベンゾジアゼピン系抗不安薬

3-3 ⑪ ロフラゼプ酸エチル

高力価，超長時間作用型のベンゾジアゼピン系抗不安薬．抗不安作用は中等度で，鎮静催眠作用や筋弛緩作用は比較的弱い．抗けいれん作用が強く，適応外であるが小児てんかんに用いられることがある．退薬症状が出現しにくく，漸減が容易である．短時間作用型のベンゾジアゼピン系薬剤を中止する目的で，いったん本剤に置き換えることがある．向精神薬に指定され，処方日数制限は30日，抗不安薬の多剤投与制限がある．

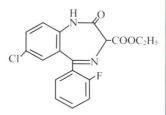

作用機序	
ベンゾジアゼピン誘導体で，GABA$_A$受容体に非特異的に結合し，内因性のGABA作用を増強する	
薬剤	
・薬効分類名　持続性心身安定剤 ・商品名　メイラックス®（MeijiSeika ファルマ） ・剤型　錠（1，2 mg），細粒（1%） 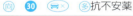	
効能・効果・用法・用量	・神経症における不安・緊張・抑うつ・睡眠障害 ・心身症（胃・十二指腸潰瘍，慢性胃炎，過敏性腸症候群，自律神経失調症）における不安・緊張・抑うつ・睡眠障害 ・用量（**2 mg**，分1〜2）
薬物動態	・T$_{max}$：**約1時間** ・T$_{1/2}$：**約122時間** ・肝代謝（おもにCYP3A4）
使用上の注意	
警告	なし
禁忌	過敏症，急性狭隅角緑内障，重症筋無力症
併用注意	中枢神経抑制剤（フェノチアジン誘導体，バルビツール酸誘導体など），MAO阻害剤，シメチジン，アルコール（飲酒），四環系抗うつ剤（マプロチリン塩酸塩など）
重大な副作用	薬物依存，離脱症状，刺激興奮，錯乱，幻覚，呼吸抑制
副作用	発疹，かゆみなど

第II章
抗不安薬・抗うつ薬各論

C　主にうつ病に用いる薬物

C 主にうつ病に用いる薬物

4-1 選択的セロトニン・ノルアドレナリン再取り込み阻害薬(SNRI)

🔹 セロトニン・ノルアドレナリン再取り込み阻害薬(SNRI)の各種受容体結合特性(図1)

セロトニン・ノルアドレナリン再取り込み阻害薬(SNRI)は抗うつ作用と抗疼痛作用をもつ．鎮静作用がなく，比較的安全な抗うつ薬で，うつ病治療の第一選択薬として用いられる．

🔹 SNRIの重要な基本的注意

SNRIによる賦活症候群や，うつ症状の悪化，自殺念慮，自殺企図，他害行為が報告されており，とくに投与開始早期や投与量変更時に注意が必要である．家族などに十分説明し，医師との緊密な連絡を指示する．そのほかに，肝機能障害，心拍数増加，血圧上昇，高血圧クリーゼ，眠気，めまいなどが起こることがある．突然中止すると，中止後症候群があらわれることがあるので徐々に減量する．糖尿病性神経障害に使用する場合に，血糖値やHbA1c上昇など，糖尿病の悪化に注意する．ノルアドレナリンは尿道括約筋を収縮させる作用があり，SNRIは前立腺肥大のある高齢男性患者では排尿障害を惹起することがある．特にミルナシプランは高齢者に排尿障害を引き起こすため，前立腺疾患などの尿閉には禁忌である．

🔹 SNRIの薬物相互作用

ミルナシプランとベンラファキシンは未変化体と代謝物(グルクロン酸抱合体)の大半が尿中に排泄され，肝チトクロームP450(CYP)酵素への影響が少なく，薬物相互作用を生じにくい．デュロキセチンはCYP2D6を軽度阻害し，併用薬の血中濃度を上昇させる．

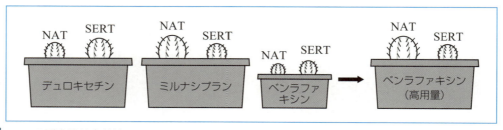

図1 SNRIの受容体結合特性
デュロキセチン(サインバルタ®)はセロトニン・トランスポーター(SERT)阻害がノルアドレナリン・トランスポーター(NAT)阻害よりもやや強い．ミルナシプラン(トレドミン®)は逆にノルアドレナリン・トランスポーター阻害がセロトニン・トランスポーター阻害よりもやや強い．ベンラファキシン(イフェクサー®SR)の活性代謝物のデスベンラファキシンはノルアドレナリン再取り込み阻害作用が強いため，少量ではセロトニン再取り込み阻害作用が優位で，高用量ではノルアドレナリン再取り込み阻害作用が優位となる．

4-1 ① 選択的セロトニン・ノルアドレナリン再取り込み阻害薬(SNRI)
デュロキセチン

1日1回投与のSNRI．セロトニン再取り込み阻害作用が強く，ノルアドレナリン再取り込み阻害作用もあり，抗うつ作用と疼痛抑制作用がある．剤型は腸溶性顆粒を充填したカプセル剤である．緩徐な増量により副作用を軽減できる．海外では全般性不安症，腹圧性尿失禁，線維筋痛症，慢性疼痛に適応がある．けいれん性疾患や前立腺疾患には注意が必要．

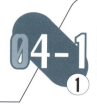

作用機序	
・セロトニンの神経終末への再取り込み阻害作用が強く，シナプス間隙のセロトニン濃度を増加させる ・ノルアドレナリンの神経終末への再取り込み阻害作用もあり，シナプス間隙のノルアドレナリン濃度を増加させる	
薬剤	
・薬効分類名　セロトニン・ノルアドレナリン再取り込み阻害剤(SNRI) ・商品名　サインバルタ®(塩野義/日本イーライリリー) ・剤型　カプセル(20，30 mg) 　劇　🚗✕　多抗うつ薬	
効能・効果・用法・用量	・うつ病・うつ状態 ・糖尿病性神経障害に伴う疼痛，線維筋痛症に伴う疼痛，慢性腰痛症に伴う疼痛 ・用量(20〜60 mg，朝食後) ・24歳以下の患者で自殺関連行動が増えるとの報告がある
薬物動態	・T_{max}：約7時間 ・$T_{1/2}$：10〜15時間 ・肝代謝(おもにCYP1A2，一部CYP2D6) ・CYP2D6を競合的に阻害
使用上の注意	
警告	なし
禁忌	過敏症，高度肝障害，高度腎障害，コントロール不良の閉塞隅角緑内障，＜併用禁忌＞MAO阻害剤
重大な副作用	セロトニン症候群，SIADH，けいれん，幻覚，肝機能障害，肝炎，黄疸，Stevens-Johnson症候群，アナフィラキシー反応，高血圧クリーゼ，尿閉，悪性症候群
副作用	倦怠感，悪心，食欲減退，口渇，便秘，下痢，傾眠，頭痛，めまい，発疹，瘙痒，蕁麻疹，接触性皮膚炎，光線過敏反応，血管浮腫，ALT(GPT)上昇，トリグリセリド上昇，高血糖など

C 主にうつ病に用いる薬物

うつ病

04-1 ② 選択的セロトニン・ノルアドレナリン再取り込み阻害薬（SNRI）
ミルナシプラン

SNRIで，ノルアドレナリンの再取り込み阻害作用が強く，セロトニン再取り込み阻害作用もある．抗うつ作用とともに抗疼痛作用，注意・衝動性改善作用がある．肝代謝酵素CYP450系を介さず，直接グルクロン酸抱合を受ける．肝代謝酵素に影響しないため，薬物相互作用が少ない．身体合併症や高齢者にも使いやすいが，前立腺疾患による尿閉には禁忌．高齢者では制限用量が60 mgであることに注意．

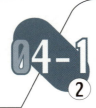

作用機序	
・ノルアドレナリンの神経終末への再取り込みを阻害し，シナプス間隙のノルアドレナリンの濃度を増加させる ・セロトニンの神経終末への再取り込み阻害作用もあり，シナプス間隙のセロトニンの濃度を増加させる	
薬剤	
・薬効分類名　セロトニン・ノルアドレナリン再取り込み阻害剤（SNRI） ・商品名　トレドミン®（旭化成ファーマ，ヤンセンファーマ）後 ・剤型　錠（12.5，15，25，50 mg） 　劇　⾞×　多抗うつ薬	
効能・効果・用法・用量	・うつ病・うつ状態（25〜100 mg，**高齢者25〜60 mg**，分2〜3） ・24歳以下の患者で自殺関連行動が増えるとの報告がある
薬物動態	・T_{max}：**2〜3時間** ・$T_{1/2}$：**8〜9時間** ・肝代謝（グルクロン酸抱合），腎排泄
使用上の注意	
警告	なし
禁忌	過敏症，尿閉，＜併用禁忌＞MAO阻害剤
重大な副作用	悪性症候群，セロトニン症候群，けいれん，白血球減少，重篤な皮膚障害，SIADH，肝機能障害，黄疸，高血圧クリーゼ
副作用	悪心・嘔吐，便秘，発疹，瘙痒，眠気，めまい，肝機能検査値異常，血圧低下，上室性頻脈など

選択的セロトニン・ノルアドレナリン再取り込み阻害薬（SNRI）
ベンラファキシン

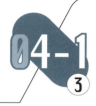

うつ病

少量ではセロトニン再取り込み阻害作用が優位で，高用量ではノルアドレナリン再取り込み阻害作用が優位となる特異なSNRI．日本では2016年12月にうつ病・うつ状態の適応で市販されたが，欧米では長い使用経験があり，難治性うつ病にも用いられる．少量を不眠症に用いることがある．増量により不眠や血圧上昇など，ノルアドレナリン作用が現れるおそれがあり，投与量は患者ごとに調整する．

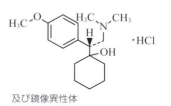

及び鏡像異性体

作用機序	
・セロトニンとノルアドレナリンの神経終末への再取り込みを阻害し，シナプス間隙のセロトニンとノルアドレナリンの濃度を増加させる ・活性代謝物のデスベンラファキシンはノルアドレナリン再取り込み阻害作用が強い ・少量ではセロトニン再取り込み阻害作用が優位であるが，高用量ではノルアドレナリン再取り込み阻害作用が優位となる	

薬剤	
・薬効分類名　セロトニン・ノルアドレナリン再取り込み阻害剤（SNRI） ・商品名　イフェクサー®SR（ファイザー） ・剤型　徐放カプセル（37.5 mg，75 mg） 劇　🚛×　㊛抗うつ薬　⑭（2016．11月まで）	

効能・効果・用法・用量	・うつ病・うつ状態（**37.5 ～ 225 mg**，分1） ・24歳以下の患者で自殺関連行動が増えるとの報告がある
薬物動態	・T_{max}：**8 ～ 10 時間** ・$T_{1/2}$：**約 12 時間** ・肝代謝（おもに CYP2D6，3A4） ・CYP2D4 を競合的に阻害する
使用上の注意	
警告	なし
禁忌	過敏症，重度の肝機能障害，重度の腎機能障害または透析中の患者，＜併用禁忌＞MAO阻害剤
重大な副作用	セロトニン症候群，悪性症候群，SIADH，QT延長，心室頻拍，心室細動，けいれん，アナフィラキシー，TEN，Stevens-Johnson症候群，多形紅斑，横紋筋融解症，間質性肺疾患，高血圧クリーゼ，尿閉，無顆粒球症，再生不良性貧血，汎血球減少症，好中球・血小板減少
副作用	傾眠，不眠症，頭痛，浮動性めまい，悪心，嘔吐，口内乾燥，腹部不快感，下痢，調節障害，動悸，肝機能検査値異常，体重減少，発汗，無力症，排尿困難など

C　主にうつ病に用いる薬物

04-2　鎮静系抗うつ薬

🔹 鎮静系抗うつ薬は抗ヒスタミン作用が共通する（図1）

　　鎮静系抗うつ薬とは，ミルタザピン，四環系抗うつ薬のミアンセリンとセチプチリン，そしてトラゾドンのことで，ヒスタミン H_1 受容体遮断作用が共通する．鎮静・催眠作用が強いことから睡眠改善効果も期待できるが，抗ヒスタミン作用による眠気の出現には個人差が大きく，すみやかに耐性が生じる．セロトニン 5-$HT_{2A,2C}$ 受容体遮断作用もあり，SSRI による 5-$HT_{2A,2C}$ 受容体刺激で生じる不安，不眠，焦燥，性機能障害などの副作用に拮抗する．

🔹 ミルタザピン（リフレックス®，レメロン®）はノルアドレナリン作動性・特異的セロトニン作動薬（NaSSA）である

　　日本では，ノルアドレナリン作動性・特異的セロトニン作動性抗うつ薬（noradorenergic and specific serotonergic anti depressant：NaSSA）とよばれる．アドレナリン $α_2$ 受容体遮断作用が主作用で，これを介してセロトニンとノルアドレナリンの放出を促進して抗うつ効果を示す．セロトニン 5-$HT_{2A,2C}$ 受容体遮断作用もあり，ノルアドレナリンとドパミンを介して抗うつ作用を増強する．セロトニン 5-HT_3 受容体遮断作用による悪心・嘔吐抑制作用がある．ヒスタミン H_1 受容体遮断作用も強く鎮静・催眠作用をもち，米国では不眠症にも用いられている．軽度の薬物相互作用があり，CYP1A2 と 3A4 を弱く阻害する．

🔹 ミルタザピンは SSRI や SNRI と併用されることがある

　　ミルタザピンはセロトニンやノルアドレナリンのトランスポーターに作用しないため，これ

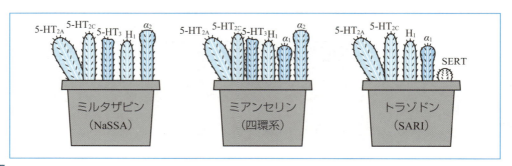

図1 ミルタザピン，ミアンセリン，トラゾドンの受容体遮断特性

ミルタザピンはノルアドレナリン $α_2$ 受容体遮断作用が主作用で，セロトニン 5-$HT_{2A,2C,3}$ 受容体遮断作用，ヒスタミン H_1 受容体遮断作用がある．ミアンセリンはアドレナリン $α_1$ および $α_2$ 受容体遮断作用，セロトニン 5-$HT_{2A,2C,3}$ 受容体遮断作用，ヒスタミン H_1 受容体遮断作用がある．トラゾドンはセロトニン再取り込み阻害作用，セロトニン 5-$HT_{2A,2C}$ 受容体遮断作用，ヒスタミン H_1 受容体遮断作用，アドレナリン $α_1$ 受容体遮断作用をもつ．（NaSSA，SARI：本文参照）

らの再取り込み阻害を主作用とする SSRI や SNRI と併用されることがある．併用による相乗効果があるとする報告と，変わらないとする報告とがある．ストール(ストール著：精神薬理学エセンシャルズ第 4 版．メディカル・サイエンス・インターナショナル，東京，2014)は，ミルタザピンと SNRI の併用をカリフォルニアロケット燃料とよび，セロトニンとノルアドレナリンは四重の増強効果，ドパミンは二重の増強効果があり，強力な抗うつ効果があると推奨している．

ミアンセリン(テトラミド®)とセチプチリン(テシプール®)は強力なアドレナリン $α_1$ および $α_2$ 受容体遮断作用を持つ

ミアンセリンは四環系抗うつ薬で，強力なアドレナリン $α_2$ 受容体遮断作用を介して抗うつ作用を示す．セロトニン $5\text{-}HT_{2A,2C}$ 受容体遮断作用は抗うつ効果を増強する．$5\text{-}HT_3$ 受容体遮断作用，アドレナリン $α_1$ 受容体遮断作用，ヒスタミン H_1 受容体遮断作用をもち，抗コリン作用は少ない．セチプチリンもミアンセリンとよく似た化学構造式と薬理作用を示す．いずれも米国では市販されていないため情報が少ない．

トラゾドン(レスリン®)はセロトニン受容体拮抗・再取り込み阻害薬(SARI)である

トラゾドンはセロトニン再取り込み阻害作用と，セロトニン $5\text{-}HT_{2A,2C}$ 受容体遮断作用をもつセロトニン受容体拮抗・再取り込み阻害薬(serotonin antagonist/ reuptake inhibitor：SARI)である．抗ヒスタミン作用をもち，抗コリン作用は少ない．半減期は約 6 時間と短いため，少量(25〜50 mg)を就寝前に睡眠薬として用いられるが，高齢者では翌日の持越し効果が生じることがある．

C 主にうつ病に用いる薬物

うつ病

04-2 ① 鎮静系抗うつ薬
ミルタザピン

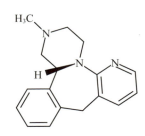

NaSSAとよばれ，SSRIやSNRIとともにうつ病の第一選択薬である．不安・焦燥や不眠の強いうつ病に用いる．比較的効果発現が早い．セロトニンやノルアドレナリンのトランスポーター阻害作用がなく，難治性うつ病ではほかの抗うつ薬と併用されることがある．CYP1A2と3A4を弱く阻害するが，薬物相互作用への影響は少ない．抗ヒスタミン薬で眠気の出る人は，本剤による鎮静作用が強く出る可能性がある．ほかの抗うつ薬で懸念される嘔気，食欲低下，焦燥感，性機能障害などは比較的少ない．食欲が亢進することがあり，あらかじめ体重増加の可能性を伝えておく．日中の眠気，めまい，転倒に注意．悪夢やアカシジアも生じうる．高齢者は半錠（7.5 mg）から開始してもよい．

作用機序	
・シナプス前 α_2 アドレナリン自己受容体とヘテロ受容体を遮断してノルアドレナリンとセロトニンの遊離を促進する ・セロトニン 5-HT$_{2A/2C}$ 受容体を遮断してノルアドレナリンとドパミンを介して抗うつ作用を増強する ・セロトニン 5-HT$_{2C}$ 遮断作用による抗うつ作用増強と，悪心・嘔吐抑制作用がある ・催眠作用は強いヒスタミン H$_1$ 受容体遮断作用に基づく ・抗コリン作用は弱い	
薬剤	
・薬効分類　ノルアドレナリン・セロトニン作動性抗うつ薬（NaSSA） ・商品名　リフレックス®/レメロン®（MeijiSeika ファルマ /MSD） ・剤型　錠（15，30 mg） 　劇　🚗×　多 抗うつ薬	
効能・効果・ 用法・用量	・うつ病・うつ状態（15～45 mg，就寝前） ・24歳以下の患者で自殺関連行動が増えるとの報告がある
薬物動態	・T$_{max}$：約1時間 ・T$_{1/2}$：約32時間 ・肝代謝（CYP1A2，2D6，3A4） ・高齢者では血中濃度が上昇するおそれがある
使用上の注意	
警告	なし
禁忌	過敏症，＜併用禁忌＞MAO阻害剤
重大な副作用	QT延長，心室頻拍，セロトニン症候群，好中球減少症，無顆粒球症，けいれん，肝機能障害・黄疸，SIADH，Stevens-Johnson症候群
副作用	傾眠，口渇，倦怠感，便秘，体重増加，浮動性めまい，頭痛，AST，ALT，γGTP上昇など

4-2 ② 鎮静系抗うつ薬 ミアンセリン

四環系抗うつ剤で，SSRI や SNRI の無効例や，SSRI で不安・焦燥感が強まる例，不眠の強い例などに用いる．睡眠改善効果を期待して少量を就寝前に用いることがある．催眠作用はおもに抗ヒスタミン作用に基づき，長期使用により耐性が生じる．抗コリン性副作用が少なく，高齢者にも使いやすい．米国では市販されていない．

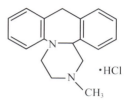

作用機序	
・シナプス前 α_2 アドレナリン自己受容体とヘテロ受容体を遮断してノルアドレナリンの遊離を促進する ・アドレナリン α_1 受容体遮断による鎮静作用や起立性低血圧がある ・セロトニン 5-$HT_{2A/2C}$ 受容体を遮断してノルアドレナリンとドパミンを介して抗うつ作用を増強する ・セロトニン 5-HT_{2C} 受容体遮断作用による抗うつ作用増強と，悪心・嘔吐抑制作用がある ・催眠作用は強いヒスタミン H_1 受容体遮断作用に基づく ・抗コリン作用は弱い	
薬剤	
・薬効分類　四環系抗うつ剤 ・商品名　テトラミド®(MSD/第一三共) ・剤型　錠(10，30 mg) 　🚗✕　💊抗うつ薬	
効能・効果・用法・用量	・うつ病，うつ状態(**30～60 mg**，分服あるいは夕食後/就寝前) ・24 歳以下の患者で自殺関連行動が増えるとの報告がある
薬物動態	・T_{max}：**約 2 時間** ・$T_{1/2}$：**約 18 時間** ・肝代謝(CYP1A2，2D6，3A4)
使用上の注意	
警告	なし
禁忌	過敏症，＜併用禁忌＞MAO 阻害薬
重大な副作用	悪性症候群，無顆粒球症，肝機能障害，黄疸，けいれん，QT 延長，心室頻脈，心室細動
副作用	眠気，鎮静，徐脈，関節痛，下肢不安症など

C 主にうつ病に用いる薬物

うつ病

04-2 ③ 鎮静系抗うつ薬
セチプチリン

四環系抗うつ剤で，ミアンセリンとよく似た化学構造式と薬理作用を示す．SSRIやSNRIの無効例や，SSRIで不眠・不安・焦燥感が強まる例などに用いる．ミアンセリンよりも低用量で効果を示し，抗ヒスタミン作用は弱く，高齢者にも使いやすい．米国では市販されていない．

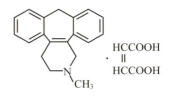

作用機序	
	・おもにシナプス前 $α_2$ アドレナリン自己受容体とヘテロ受容体を遮断し，シナプス間隙へのノルアドレナリン遊離を促進させる ・セロトニン 5-HT$_{2A/2C}$ 受容体遮断，ヒスタミン H$_1$ 受容体遮断作用がある ・抗コリン作用は弱い
薬剤	
	・薬効分類名　四環系抗うつ剤 ・商品名　テシプール®(持田)　後 ・剤型　錠(1 mg) 　劇　🚗×　多抗うつ薬
効能・効果・ 用法・用量	・うつ病・うつ状態（3〜6 mg，分服） ・24歳以下の患者で自殺関連行動が増えるとの報告がある
薬物動態	・T$_{max}$：**1〜3 時間** ・T$_{1/2}$：**約 11 時間**（α相2時間，β相24時間） ・肝代謝
使用上の注意	
警告	なし
禁忌	＜併用禁忌＞MAO阻害剤
重大な副作用	悪性症候群，無顆粒球症
副作用	発疹，眠気など

4-2 ④ 鎮静系抗うつ薬

トラゾドン

SARI ともよばれ，SSRI や SNRI の無効例や，SSRI で不眠・不安・焦燥感が強まる例などに用いる．抗うつ作用を得るためには高用量が必要で，そのために鎮静性副作用が生じやすい．半減期約 6 時間と短いため，睡眠薬のかわりに眠前に少量が用いられ，米国では原発性不眠症の症状改善が確認されている．高齢者では翌日の持越し効果が生じる．鎮静効果が強く，抗コリン作用は少ない．催眠作用は抗ヒスタミン作用に基づき，長期使用により耐性が形成される．

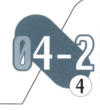

作用機序	
・強いセロトニン 5-HT_{2A} 受容体遮断作用と，弱いセロトニン再取り込み阻害作用をもち，セロトニン拮抗・再取り込み阻害薬（SARI）とよばれる ・高用量ではヒスタミン H_1 受容体遮断作用と $α_1$ 受容体遮断作用による鎮静効果が現れる ・抗コリン作用は弱い	
薬剤	
・薬効分類　うつ病・うつ状態治療剤 ・商品名　レスリン®／デジレル®（MSD/ファイザー） ・剤型　錠（25，50 mg） 抗うつ薬	
効能・効果・ 用法・用量	・うつ病・うつ状態（**75～200 mg**，分 1～分服） ・24 歳以下の患者で自殺関連行動が増えるとの報告がある
薬物動態	・T_{max}：**3～4 時間** ・$T_{1/2}$：**6～7 時間** ・肝代謝（CYP2D6，CYP3A4），一部腎排泄
使用上の注意	
警告	なし
禁忌	過敏症，＜併用禁忌＞サキナビルメシル酸塩
重大な副作用	QT 延長，心室頻拍，心室細動，心室性期外収縮，悪性症候群，セロトニン症候群，錯乱，せん妄，麻痺性イレウス，持続性勃起，無顆粒球症
副作用	肝機能障害，眼瞼瘙痒感，浮腫，発疹など

C 主にうつ病に用いる薬物

04-3 ベンザミド誘導体

選択的なドパミン阻害作用を示す

スルピリドは少量では前シナプスのドパミン D_2 自己受容体を遮断し、ドパミン放出を増加させて抗うつ効果を発揮すると考えられる。効果発現は比較的早く、眠気・脱力が少なく、心血管系に影響せず、身体合併症をもつ食思不振例にも使いやすい。高用量では後シナプスの D_2 受容体を遮断するため、抗精神病作用を生じ、副作用として高プロラクチン血症やパーキンソン症状を惹起する。同じベンザミド誘導体でドパミン D_2 選択性が高く、高力価のスルトプリド（バルネチール®など）は抗精神病薬として用いられている（図1）。

スルピリドは用量によって適応が異なる

用量によって適応が異なるユニークな薬剤で、胃・十二指腸潰瘍には少量、うつ病・うつ状態には中等量、統合失調症には高用量を用いる。おもに日本で臨床経験が蓄積されてきた。十二指腸潰瘍改善作用は、消化管のドパミン受容体遮断によりアセチルコリンが分泌されて消化管運動が亢進し、食物の胃内貯留時間が短縮し、また、視床下部のドパミン受容体をわずかに阻害するため、胃・十二指腸の血流が改善することによる。

双極性うつ病にも用いられる

一般に、抗うつ薬を双極性うつ病に用いると躁転や自殺関連行動が生じるリスクがあり、慎重投与とされる。スルピリドはこのような副作用が少なく、双極性うつ病にも用いられることがある。

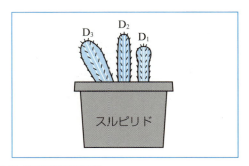

図1 スルピリドのドパミン受容体遮断特性
脳内への移行が悪く、下垂体 D_2 遮断が前景となって用量依存性にプロラクチン濃度が高まり、男性には射精不能、女性には月経異常や乳汁分泌などが生じる。高齢者では少量でも錐体外路性副作用を惹起することがある。

4-3-① ベンザミド誘導体 スルピリド

うつ病 / 統合失調症

少量で抗うつ効果があり，不安症や心身症にも有効とする報告がある．重症うつ病には用いない．高用量で抗精神病効果がみられる．軽症のうつ病や，高齢者の身体症状が前景に出ているうつ状態に好んで用いられる．しかし，高齢者では錐体外路症状が生じ，連用により遅発性ジスキネジアも起こりうる．女性では高プロラクチン血症の出現頻度が高く，無月経や乳汁漏が生じやすい．食欲亢進，肥満も生じる．大半が未変化体として尿中に排泄される．

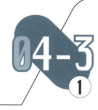

作用機序	
・ドパミン D_2 受容体を遮断するベンザミド誘導体（胃微小循環を改善させる胃潰瘍薬として開発された） ・黒質線条体よりも中脳辺縁系で抗ドパミン作用が強く，錐体外路性副作用は出現しにくい ・漏斗下垂体経路に移行しやすく，高プロラクチン血症が出現しやすい ・前シナプス D_2 受容体も遮断してドパミン放出を促し，抗うつ作用に関与する	
薬剤	
・薬効分類名　精神・情動安定剤，消化性潰瘍治療薬 ・商品名　アビリット®/ドグマチール®/ミラドール®（大日本住友/アステラス/バイエル）　後 ・剤型　錠(50, 100, 200 mg)，カプセル(50 mg)，細粒(10, 50%)，注(50, 100 mg/2 mL) 　劇(50 mg 錠/カプセルを除く)　　　多抗精神病薬	
効能・効果・用法・用量	・胃・十二指腸潰瘍(経口薬 150 mg，分 3，注射薬 100 mg) ・うつ病・うつ状態(経口薬 150～600 mg，分服) ・統合失調症(経口薬 300～1,200 mg，分服，注射薬 100～600 mg)
薬物動態	・T_{max}：約 2 時間 ・$T_{1/2}$：6～8 時間 ・肝代謝，腎排泄
使用上の注意	
警告	なし
禁忌	過敏症，プロラクチン分泌性の下垂体腫瘍（プロラクチノーマ），褐色細胞腫の疑い
重大な副作用	悪性症候群，けいれん，QT 延長，心室頻拍，肝機能障害，黄疸，遅発性ジスキネジア，無顆粒球症，白血球減少，肺塞栓症，深部静脈血栓症
副作用	無月経，乳汁漏，食欲亢進，肥満，浮腫，発疹，女性化乳房，パーキンソン症候群，ジスキネジア，アカシジアなど

第Ⅱ章
抗不安薬・抗うつ薬各論

D　重症うつ病・入院例に用いる薬物

D 重症うつ病・入院例に用いる薬物

5-1 非選択的セロトニン・ノルアドレナリン再取り込み阻害薬

🔷 三環系抗うつ薬の各種受容体特性(図1)

　　セロトニン・トランスポーター(SERT)とノルアドレナリン・トランスポーター(NAT)の阻害により，これらの再取り込みが阻害され，シナプス間隙にセロトニンとノルアドレナリンが増え，抗うつ作用が発現する．さらに，セロトニン 5-HT$_{2A, 2C}$ 受容体阻害を介する抗うつ作用もある．また，ムスカリン性アセチルコリン M$_1$ 受容体阻害による抗コリン作用(便秘，かすみ目，口渇，眠気)，アドレナリン α$_1$ 受容体阻害による起立性低血圧，ヒスタミン H$_1$ 受容体阻害による抗ヒスタミン鎮静作用(眠気，体重増加)，そして Na$^+$ チャネル阻害による興奮抑制作用を示す．

🔷 小児の遺尿症に適応を持つものがある

　　イミプラミン，クロミプラミン，そしてアミトリプチリンといった古典的な三環系抗うつ薬は小児の遺尿症に適用をもつ．これはムスカリン性アセチルコリン受容体阻害による副作用(表1)を利用したもので，就寝前に少量を用いる．一方，成人の前立腺疾患などで尿閉のある場合

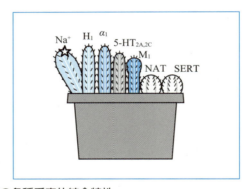

図1　三環系抗うつ薬の各種受容体結合特性
セロトニン・トランスポーター(SERT)阻害作用とノルアドレナリン・トランスポーター(NAT)阻害作用を同等にもつ．また，セロトニン 5-HT$_{2A, 2C}$ 受容体阻害，ムスカリン性アセチルコリン M$_1$ 受容体阻害，アドレナリン α$_1$ 受容体阻害，ヒスタミン H$_1$ 受容体阻害，ナトリウム(Na$^+$)チャネル阻害作用を示す．

表1　ムスカリン性アセチルコリン受容体阻害による副作用

視調節障害，便秘，唾液分泌減少，発汗減少，射精遅延，せん妄，喘息の悪化(気管支分泌減少)，高体温(発汗減少による)，記憶障害，狭隅角緑内障，羞明，洞性頻脈，尿貯留

は禁忌である．高齢者には抗コリン作用による記憶障害やせん妄が生じることがあり，慎重投与となっている．

抗うつ薬によるセロトニン症候群

1982 年に Insel らは三環系抗うつ薬のクロミプラミンとモノアミン酸化酵素（MAO）阻害薬を併用した際に，不穏，ミオクローヌス，発熱，反射亢進などを呈した症例をセロトニン症候群（表 2）として報告した．セロトニン系薬物の服用開始後あるいは増量後数時間以内に，精神症状と錐体外路症状，および発汗や頻脈などの自律神経症状が出現する．通常は服薬を中止すれば 24 時間以内に消失する．単独の薬剤で生じることもあるが，複数の抗うつ薬を併用したときに生じやすい．セロトニン機能を増強する炭酸リチウム，抗不安薬のタンドスピロン，サプリメントのセントジョーンズ・ワートを併用してセロトニン症候群が生じたという報告がある．身体疾患を合併し脆弱性をもつ人，代謝酵素の poor metabolizer など，個体側の要因が想定されている．

セロトニン症候群と悪性症候群の鑑別

セロトニン症候群はまれに 40℃ 以上の高熱，横紋筋融解症，腎不全などの重篤な症状を呈することがあり，悪性症候群との鑑別を要する（表 3）．悪性症候群の治療薬であるダントロレンはセロトニン症候群を悪化させることがないので鑑別困難な例では使用してよい．

表 2 セロトニン症候群

精神症状	不安，焦燥，不穏，錯乱，興奮，軽躁
錐体外路症状	ミオクローヌス，振戦，筋強剛，腱反射亢進
自律神経症状	発汗，発熱，下痢，頻脈，散瞳，皮膚の紅潮

表 3 セロトニン症候群と悪性症候群の鑑別

	セロトニン症候群	悪性症候群
原因薬物	セロトニン作動薬（抗うつ薬など）	ドパミン拮抗薬（抗精神病薬など），ドパミン作動薬（パーキンソン病治療薬など）の中断
症状発現	数分〜数時間	数日〜数週間
原因薬剤中止による症状改善	24 時間以内	平均 9 日
特徴的な症状	不安・焦燥・興奮などの精神症状，ミオクローヌスと反射亢進	筋強剛などの錐体外路症状
頻度の高い症状	自律神経症状	発熱，意識変化，自律神経症状
検査所見		血清 CK 値上昇，白血球増加，GOT/GPT 上昇
治療薬	シプロヘプタジン クロナゼパム（ミオクローヌス，不安・焦燥に対して）	ダントロレン

D 重症うつ病・入院例に用いる薬物

うつ病

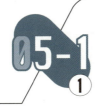

非選択的セロトニン・ノルアドレナリン再取り込み阻害薬

イミプラミン

第一世代の三環系抗うつ薬で，SSRI，SNRI，NaSSA が無効のうつ病に使用される．心毒性があり，心伝導系疾患をもつ患者や自殺目的の大量服用に注意が必要．副作用が強いため，中等症〜重症のうつ病や入院例に用いる．抗うつ作用発現までに 2 週間ほどを要する．抗アドレナリン α_1 作用による起立性低血圧，抗コリン作用による視調節障害，口渇，頻脈，便秘，排尿障害などが生じる．高齢者では認知機能低下，せん妄が生じることがある．小児の遺尿症には少量が用いられる．

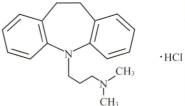

作用機序	
・古典的な三環系抗うつ薬 ・ノルアドレナリンとセロトニンの神経終末への再取り込みを阻害し，シナプス間隙のノルアドレナリンとセロトニン濃度を増加させる ・活性代謝物のデシプラミンはノルアドレナリンの再取り込みを阻害し，シナプス間隙のノルアドレナリン濃度を増加させる ・副作用と関連する抗アドレナリン α_1 作用，抗コリン作用，抗ヒスタミン作用がある	
薬剤	
・薬効分類名　うつ病・うつ状態治療剤，遺尿症治療剤 ・商品名　トフラニール®（アルフレッサ） ・剤型　錠（10，25 mg） 🚗× 　多抗うつ薬	
効能・効果・用法・用量	・精神科領域におけるうつ病・うつ状態（25〜300 mg，分服） ・遺尿症（幼児 25〜30 mg，学童 25〜50 mg，分 1〜2，昼・夜） ・24 歳以下の患者で自殺関連行動が増えるとの報告がある
薬物動態	・T_{max}：**2〜6 時間** ・$T_{1/2}$：**9〜20 時間**（活性代謝物 13〜61 時間） ・肝代謝（おもに CYP2D6，一部 CYP1A2，CYP3A4，CYP2C19）
使用上の注意	
警告	なし
禁忌	過敏症，緑内障，心筋梗塞の回復初期，尿閉（前立腺疾患など），QT 延長症候群，＜併用禁忌＞MAO 阻害剤
重大な副作用	悪性症候群，セロトニン症候群，てんかん発作，無顆粒球症，麻痺性イレウス，間質性肺炎，好酸球性肺炎，心不全，QT 延長，心室頻拍，SIADH，肝機能障害，黄疸
副作用	パーキンソン症状・振戦・アカシジアなどの錐体外路障害，眠気，口渇，排尿困難，便秘，悪心・嘔吐，ふらつき，めまい，発汗，瘙痒感，肝機能検査値異常，白血球・血小板減少，紫斑，好酸球増多など

うつ病

05-1 ② 非選択的セロトニン・ノルアドレナリン再取り込み阻害薬

トリミプラミン

第一世代の三環系抗うつ薬で，SSRI，SNRI，NaSSAが無効のうつ病に用いられる．鎮静作用が比較的強い．半減期が比較的短く，分服が必要．心毒性があり，心伝導系疾患をもつ患者や自殺目的の大量服用に注意が必要．効果発現は遅い．抗コリン作用があり，口渇，排尿困難，便秘，麻痺性イレウスなどの副作用が問題となる．

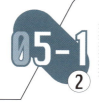

作用機序	
・第一世代の三環系抗うつ薬 ・ノルアドレナリンとセロトニンの神経終末への再取り込みを阻害し，シナプス間隙のノルアドレナリンとセロトニン濃度を増加させる ・副作用と関連する抗$α_1$作用，抗コリン作用，抗ヒスタミン作用がある	
薬剤	
・薬効分類名　抗うつ剤 ・商品名　スルモンチール®（塩野義） ・剤型　錠（10，25 mg），散（10%） 　劇（散のみ）　🚙×　㊎抗うつ薬	
効能・効果・用法・用量	・うつ病・うつ状態（50〜300 mg，分服） ・24歳以下の患者で自殺関連行動が増えるとの報告がある
薬物動態	・T_{max}：約3時間 ・$T_{1/2}$：約24時間 ・肝代謝
使用上の注意	
警告	なし
禁忌	過敏症，緑内障，心筋梗塞の回復初期，＜併用禁忌＞MAO阻害剤
重大な副作用	悪性症候群，無顆粒球症，麻痺性イレウス，幻覚，せん妄，精神錯乱，SIADH
副作用	発疹，瘙痒感，振戦などのパーキンソン症状，運動失調，構音障害，四肢の知覚異常，不眠，不安，焦躁感，眠気，白血球減少，口渇，排尿困難，眼圧亢進，視調節障害，便秘，鼻閉，悪心・嘔吐，食欲不振，下痢，味覚異常，ふらつき，めまい，倦怠感，頭痛，発汗，黄疸，肝機能検査値異常など

D　重症うつ病・入院例に用いる薬物

うつ病

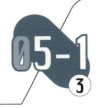

非選択的セロトニン・ノルアドレナリン再取り込み阻害薬

クロミプラミン

第一世代の三環系抗うつ薬で，SSRI，SNRI，NaSSA が無効のうつ病に用いられる．心毒性があり，心伝導系疾患をもつ患者や自殺目的の大量服用に注意が必要．抗コリン作用などの副作用が強いため，中等症〜重症のうつ病や入院例に用いる．高齢者では認知機能低下，せん妄が生じることがある．海外ではパニック症や強迫性障害への有効性も報告されている．点滴静注も行われるが，内服よりも有効とのエビデンスはなく，循環器系の副作用も強い．小児の遺尿症に少量が用いられる．

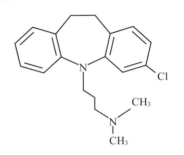

作用機序	
・古典的な三環系抗うつ薬 ・ノルアドレナリンよりもセロトニンの再取り込み阻害作用が強く，シナプス間隙のセロトニン濃度を増加させる ・活性代謝物のデスメチルクロミプラミンはノルアドレナリンの再取り込みを阻害する ・副作用と関連する抗 α_1 作用，抗コリン作用，抗ヒスタミン作用がある	
薬剤	
・薬効分類名　うつ病・うつ状態治療剤，遺尿症治療剤，情動脱力発作治療剤 ・商品名　アナフラニール®（アルフレッサ） ・剤型　錠（10，25 mg），注（25 mg/2 mL） 劇（注射剤のみ）　🚗×　多抗うつ薬	
効能・効果・ 用法・用量	・うつ病・うつ状態（**50 〜 225 mg**，分 1 〜 3） ・遺尿症（6 歳未満 10 〜 25 mg，6 歳以上 20 〜 50 mg，分 1 〜 2） ・ナルコレプシーに伴う情動脱力発作（10 〜 75 mg，分 1 〜 3） ・24 歳以下の患者で自殺関連行動が増えるとの報告がある
薬物動態	・T_{max}：**1.5 〜 4 時間** ・$T_{1/2}$：**約 21 時間** ・肝代謝（おもに CYP2D6，一部 CYP1A2，CYP3A4，CYP2C19）
使用上の注意	
警告	なし
禁忌	過敏症，緑内障，心筋梗塞の回復初期，尿閉，QT 延長症候群，＜併用禁忌＞ MAO 阻害剤
重大な副作用	悪性症候群，セロトニン症候群，てんかん発作，横紋筋融解症，無顆粒球症，汎血球減少，麻痺性イレウス，間質性肺炎，好酸球性肺炎，SIADH，QT 延長，心室頻拍，心室細動，肝機能障害，黄疸
副作用	起立性低血圧，頻脈，不整脈，心ブロック，血圧上昇，眠気，知覚異常，幻覚，せん妄，記憶障害，離人症，口渇，眼内圧亢進，緑内障，尿閉，光線過敏症，脱毛，味覚異常，体重増加，ふらつき・めまい，食欲亢進，など

うつ病

5-1 ④ 非選択的セロトニン・ノルアドレナリン再取り込み阻害薬
アミトリプチリン

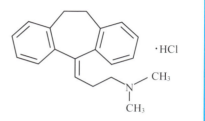

第一世代の三環系抗うつ薬で，SSRI，SNRI，NaSSAが無効のうつ病に用いられる．心毒性があり，心伝導系疾患をもつ患者や自殺目的の大量服用に注意が必要．鎮静作用が比較的強い．睡眠障害や焦燥感の強い例に用いる．抗うつ効果発現までに2週間程度を要する．過鎮静や抗コリン作用などの副作用に注意．高齢者では認知機能低下，せん妄が生じることがある．小児の遺尿症に少量が用いられる．

作用機序	
・古典的な三環系抗うつ薬 ・ノルアドレナリンとセロトニンの神経終末への再取り込みを阻害し，シナプス間隙のノルアドレナリンとセロトニン濃度を増加させる ・活性代謝物のノルトリプチリンはノルアドレナリンの再取り込みを阻害し，シナプス間隙のノルアドレナリン濃度を増加させる ・副作用と関連する抗α_1作用，抗コリン作用，抗ヒスタミン作用がある	
薬剤	
・薬効分類名　三環系抗うつ剤 ・商品名　トリプタノール®（日医工）（後） ・剤型　錠（10，25 mg） （🚗×）（多）抗うつ薬	
効能・効果・用法・用量	・うつ病・うつ状態（30〜300 mg，分服） ・夜尿症（10〜30 mg，就寝前） ・末梢性神経障害性疼痛（10〜150 mg） ・24歳以下の患者で自殺関連行動が増えるとの報告がある ・末梢性神経障害性疼痛に使用する際は自殺企図，敵意，攻撃性など発現することがある
薬物動態	・T_{max}：約9時間 ・$T_{1/2}$：約4時間（活性代謝物は31±13時間） ・肝代謝（おもにCYP2D6，一部CYP3A4，CYP2C19，CYP1A2）
使用上の注意	
警告	なし
禁忌	過敏症，緑内障，心筋梗塞の回復初期，尿閉（前立腺疾患など），＜併用禁忌＞MAO阻害剤
重大な副作用	悪性症候群，セロトニン症候群，心筋梗塞，幻覚，せん妄，精神錯乱，けいれん，顔・舌部の浮腫，無顆粒球症，骨髄抑制，麻痺性イレウス，SIADH
副作用	血圧上昇，動悸，不整脈，心発作，心ブロック，眠気，不眠，不安，白血球減少，肝機能障害，肝機能検査値異常，口渇，尿閉，体重増加，口周部などの不随意運動（長期投与時）など

D 重症うつ病・入院例に用いる薬物

うつ病

05-1 ⑤ 非選択的セロトニン・ノルアドレナリン再取り込み阻害薬
ドスレピン

第二世代の三環系抗うつ薬で，SSRI，SNRI，NaSSA が無効のうつ病に用いられる．副作用が強いため，中等症〜重症のうつ病や入院例に用いる．高齢者では認知機能低下，せん妄が生じることがある．最近ではあまり用いられない．

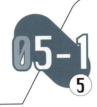

作用機序	
・第二世代の三環系抗うつ薬 ・ノルアドレナリン再取り込み阻害作用が，セロトニン再取り込み阻害作用よりも強い ・副作用と関連する抗ヒスタミン作用が強く，抗アドレナリン α_1 作用と抗コリン作用もある	
薬剤	
・薬効分類名　うつ病・うつ状態治療剤 ・商品名　プロチアデン®(科研/日医工) ・剤型　錠(25 mg) 　🚗✕　多抗うつ薬	
効能・効果・用法・用量	・うつ病およびうつ状態(**75〜150 mg**，分服) ・24 歳以下の患者で自殺関連行動が増えるとの報告がある
薬物動態	・T_{max}：**約 4 時間** ・$T_{1/2}$：**約 11 時間** ・肝代謝(おもに CYP2D6)
使用上の注意	
警告	なし
禁忌	過敏症，緑内障，心筋梗塞の回復初期，尿閉(前立腺疾患など)，＜併用禁忌＞MAO 阻害剤
重大な副作用	悪性症候群，SIADH，無顆粒球症，麻痺性イレウス
副作用	口渇，発疹，白血球減少，口周辺部などの不随意運動など

5-2 非選択的ノルアドレナリン再取り込み阻害薬

🔹 ノルアドレナリン再取り込み阻害が強い抗うつ薬（図1）

　三環系抗うつ薬のノルトリプチリン，アモキサピン，ロフェプラミン，四環系抗うつ薬のマプロチリンは，ノルアドレナリン・トランスポーター（NAT）阻害作用が，セロトニン・トランスポーター（SERT）阻害よりも強い．シナプス間隙にノルアドレナリンが増え，気分とともに意欲の改善効果が期待される．さらに，セロトニン 5-HT$_{2A, 2C}$ 受容体阻害を介する抗うつ作用，抗コリン作用（便秘，かすみ目，口渇，眠気），アドレナリン α_1 受容体阻害による起立性低血圧，抗ヒスタミン鎮静作用（眠気，体重増加），そしてナトリウム（Na^+）チャネル阻害による興奮抑制作用を示す．

　一般に，三環系抗うつ薬の多くは，側鎖末端にアミノジメチル基 $-N(CH_3)_2$ がつく三級アミンであり，セロトニンとノルアドレナリンの両方の再取り込み阻害作用を有する．その活性代謝物は二級アミンであり，強いノルアドレナリン再取り込み阻害作用を示す．三環系抗うつ薬のうち側鎖末端にアミノモノメチル基 $-NH(CH_3)$ がつく化合物は二級アミンであり，セロトニン再取り込み阻害作用を有さず，ノルアドレナリン再取り込み阻害作用を示す．

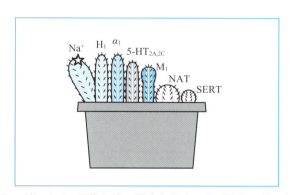

図1 非選択的ノルアドレナリン再取り込み阻害を示す三環系抗うつ薬の各種受容体結合特性

セロトニン・トランスポーター（SERT）阻害よりも，ノルアドレナリン・トランスポーター（NAT）阻害が強い．また，セロトニン 5-HT$_{2A, 2C}$ 受容体阻害，ムスカリン性アセチルコリン M_1 受容体阻害，アドレナリン α_1 受容体阻害，ヒスタミン H_1 受容体阻害，ナトリウム（Na^+）チャネル阻害を示す．

D 重症うつ病・入院例に用いる薬物

うつ病

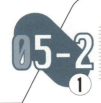

非選択的ノルアドレナリン再取り込み阻害薬
ノルトリプチリン

アミトリプチリンの代謝産物で，二級アミンである．第一世代の三環系抗うつ薬よりは副作用が少ない．SSRI，SNRI，NaSSA が無効のうつ病に用いられる．効果発現は比較的遅い．血中濃度が 50～150 ng/mL が治療濃度（therapeutic window）とよばれ，これより低くても高くても治療効果が減弱する．ノルアドレナリン再取り込み阻害作用が強いため，意欲低下への効果が期待される．心疾患患者で心停止のリスクが上昇したとの報告がある．

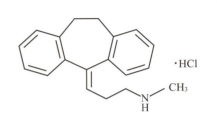

作用機序	
・おもにノルアドレナリンの神経終末への再取り込みを阻害し，シナプス間隙のノルアドレナリン濃度を増加させる ・三環系抗うつ薬のなかでは α_1 阻害による起立性低血圧が比較的少ない ・抗コリン作用も比較的弱い	
薬剤	
・薬効分類名　情動調整剤 ・商品名　ノリトレン®（大日本住友） ・剤型　錠（10，25 mg） 　劇　車× 多抗うつ薬	
効能・効果・ 用法・用量	・うつ病およびうつ状態（内因性うつ病，反応性うつ病，退行期うつ病，神経症性うつ状態，脳器質性精神障害のうつ状態）（**30～150 mg**，分服） ・24 歳以下の患者で自殺関連行動が増えるとの報告がある
薬物動態	・T_{max}：**約 5 時間** ・$T_{1/2}$：**約 27 時間** ・肝代謝（おもに CYP2D6）
使用上の注意	
警告	なし
禁忌	過敏症，緑内障，心筋梗塞の回復初期，尿閉（前立腺疾患など），＜併用禁忌＞MAO 阻害剤
重大な副作用	てんかん発作，無顆粒球症，麻痺性イレウス，悪性症候群，SIADH，心室性頻拍
副作用	口渇，発疹，口周辺部の不随意運動など

5-2-② 非選択的ノルアドレナリン再取り込み阻害薬
アモキサピン

うつ病

第二世代の三環系抗うつ薬で，抗コリン作用はあるが第一世代よりは少なく，十分量を投与できる．効果発現が比較的早いといわれ，中等度以上のうつ病で早期に改善させたいときに用いられる．ドパミン D_2 受容体遮断作用も有し，精神病性うつ病や意欲低下への効果が期待される．高齢者では高用量で錐体外路症状が出現することがある．

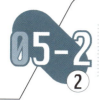

作用機序	
\<td colspan=2\> ・おもにノルアドレナリンの神経終末への再取り込みを阻害し，シナプス間隙のノルアドレナリン濃度を増加させる ・ドパミン D_2 受容体遮断作用も有している ・抗ヒスタミン作用が強く，抗コリン作用は弱い	
薬剤	
\<td colspan=2\> ・薬効分類名　うつ病・うつ状態治療剤 ・商品名　アモキサン®（ファイザー） ・剤型　カプセル（10，25，50 mg），細粒（10%） 　劇　車×　多抗うつ薬	
効能・効果・用法・用量	・うつ病・うつ状態（**25 ～ 300 mg**，分 1 ～分服） ・24 歳以下の患者で自殺関連行動が増えるとの報告がある
薬物動態	・T_{max}：約 **1.5 時間** ・$T_{1/2}$：約 **8 時間** ・肝代謝
使用上の注意	
警告	なし
禁忌	過敏症，緑内障，心筋梗塞の回復初期，＜併用禁忌＞MAO 阻害剤
重大な副作用	悪性症候群，けいれん，精神錯乱，幻覚，せん妄，無顆粒球症，麻痺性イレウス，遅発性ジスキネジア，Stevens-Johnson 症候群，Lyell 症候群，急性汎発性発疹性膿疱症，肝機能障害，黄疸，SIADH
副作用	眠気，パーキンソン症状，頭痛，口渇，発疹，舌部の浮腫，瘙痒など

D 重症うつ病・入院例に用いる薬物

うつ病

05-2 ③ 非選択的ノルアドレナリン再取り込み阻害薬
ロフェプラミン

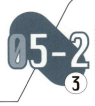

三環系抗うつ薬であり，SSRI，SNRI，NaSSA が無効のうつ病に用いられる．副作用が強いため，中等症〜重症のうつ病に用いる．高齢者や合併症のある患者への使用はさける．最近はあまり用いられない．

作用機序	
・おもにノルアドレナリンの神経終末への再取り込みを阻害し，シナプス間隙のノルアドレナリン濃度を増加させる ・活性代謝物のデシプラミンもノルアドレナリン再取り込み阻害作用が強い ・セロトニン再取り込み阻害作用は弱い ・副作用に関連する抗アドレナリン α_1 作用，抗コリン作用，抗ヒスタミン作用がある	
薬剤	
・薬効分類名　うつ病・うつ状態治療剤 ・商品名　アンプリット®（第一三共） ・剤型　錠（10，25 mg） 　🚗× 　💊抗うつ薬	
効能・効果・用法・用量	・うつ病・うつ状態（10〜150 mg，分服） ・24 歳以下の患者で自殺関連行動が増えるとの報告がある
薬物動態	・T_{max}：**1〜2 時間** ・$T_{1/2}$：**約 2.7 時間**（代謝物約 3.4 時間） ・肝代謝
使用上の注意	
警告	なし
禁忌	過敏症，緑内障，心筋梗塞の回復初期，＜併用禁忌＞MAO 阻害剤
重大な副作用	麻痺性イレウス，SIADH，悪性症候群
副作用	口渇など

5-2-④ 非選択的ノルアドレナリン再取り込み阻害薬

マプロチリン

四環系抗うつ薬で，第一世代の三環系抗うつ薬よりは副作用が少ない．SSRI，SNRI，NaSSA が無効のうつ病に用いられる．意欲低下への効果が期待される．海外では疼痛性障害の適応もある．半減期が比較的長いため，1 日 1 回投与も可能．抗コリン作用があるため，高齢者に使用するときはせん妄に注意．口渇や体重増加もある．発疹や高用量でけいれん誘発といった副作用にも注意．SU 剤のグリベンクラミドやインスリン併用で低血糖が生じうる．

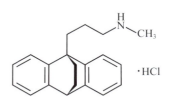

作用機序	
・おもにノルアドレナリンの神経終末への再取り込みを阻害し，シナプス間隙のノルアドレナリン濃度を増加させる ・抗ヒスタミン作用が強く，抗コリン作用もある	
薬剤	
・薬効分類名　四環系抗うつ剤 ・商品名　ルジオミール®（ノバルティス）後 ・剤型　錠（10，25 mg）　後発医薬品には 50 mg 錠もある． 🚗× 🈺抗うつ薬	
効能・効果・用法・用量	・うつ病・うつ状態（**30～75 mg**，分服または分 1 夕食後あるいは就寝前） ・24 歳以下の患者で自殺関連行動が増えるとの報告がある
薬物動態	・T_{max}：**6～12 時間** ・$T_{1/2}$：**約 46 時間** ・肝代謝（おもに CYP2D6）
使用上の注意	
警告	なし
禁忌	過敏症，緑内障，心筋梗塞の回復初期，てんかんなどのけいれん性疾患またはこれらの既往歴，尿閉（前立腺疾患など），＜併用禁忌＞MAO 阻害剤
重大な副作用	悪性症候群，てんかん発作，横紋筋融解症，Stevens-Johnson 症候群，無顆粒球症，麻痺性イレウス，間質性肺炎，好酸球性肺炎，QT 延長，心室頻拍，肝機能障害，黄疸
副作用	血圧降下，血圧上昇，激越，ミオクローヌス，情緒不安，口渇，緑内障，尿閉，紫斑，脱毛，皮膚血管炎，好酸球増多，血小板減少，乳房肥大，乳汁漏出，気管支けいれん，白血球減少　など

D 重症うつ病・入院例に用いる薬物

05-3 中枢刺激薬

🔹 中枢刺激薬はうつ病に用いない

　中枢刺激薬にはメチルフェニデート（リタリン®，コンサータ®），モダフィニル（モディオダール®），ペモリン（ベタナミン®）があり，前二者はナルコレプシーの治療に用いられる．短時間作用型のメチルフェニデート（リタリン®）は，乱用と依存が問題となり，2007年に難治性うつ病への適応が取り消された．一方，ペモリンはナルコレプシーやそれ以外の過眠症に適応をもち，少量投与（10 mg）は軽症うつ病や抑うつ神経症にも適応をもつ．しかし，依存傾向が出現し，0.1%の頻度で重篤な肝不全の報告があり，最近は使用されなくなった．

> **memo**
>
> **中枢刺激薬について**
>
> 　中枢刺激薬は，精神刺激薬あるいは精神賦活薬などともよばれる．中枢神経に作用して覚醒水準を高め，活動性を亢進させる薬物の総称であり，アンフェタミン類とその類似物質が含まれる．アンフェタミン類はナルコレプシーやある種の児童の行動障害に有効なことが知られているが，わが国では1951年に施行された覚せい剤取締法によって厳重に管理されている．1年ごとに更新される使用許可を得た少数の医師が処方することができるが，実際の臨床で使用されることはない．
>
> 　ペモリンは1960年に中枢刺激薬として発売された．ドパミン放出促進によって大脳皮質を賦活すると想定されるが，その作用機序は十分に解明されていない．当初はナルコレプシーだけでなく，うつ病や統合失調症の自発性減退などに用いられた．いくつかの商品名で販売されたが，現在はベタナミン®（三和）のみが市販されている．軽症うつ病や抑うつ神経症の適応が記載されているが，重篤な肝障害のリスクがあり，ほかに副作用の少なく効果の大きい抗うつ薬が多く存在するため，現在はうつ病の臨床で用いられることはない．ナルコレプシーだけでなく，近縁の傾眠疾患への適応をもつため，たとえば閉塞型睡眠時無呼吸症候群の傾眠に対して用いられることがある．収益が少ないため製薬企業は製造中止の意向があったようだが，傾眠疾患の専門家や患者の要望で引き続き販売されている．
>
> 　メチルフェニデートは1961年にリタリン®の商品名で市販された．シナプス間隙に放出されたドパミンの再取り込みを阻害してドパミン神経伝達を増強するのが主作用である．当初の効能はうつ病と抑うつ神経症であったが，1978年にはナルコレプシーが効能に追加された．1990年代後半から乱用や依存症が大きな社会的問題となり，1995年の再評価ではうつ病への適応が狭められ，抗うつ薬の効果が不十分な難治性うつ病あるいは遷延性うつ病とされた．さらに，2007年にはうつ病への適応が削除され，リタリン®の適応はナルコレプシーのみに制限された．なお，メチルフェニデートの徐放錠は小児のADHDへの適応をもち，コンサータ®の商品名で2007年に発売された．2008年からはリタリン®もコンサータ®も一定の資格を持つ医師が登録して処方する流通管理が行われている．

うつ病　その他

05-3 ① 中枢刺激薬
ペモリン

軽症うつ病とナルコレプシーなどの過眠症に適応があるが，依存傾向が出現する．重篤な肝不全による死亡例の報告があり，投与中は肝機能の追跡が必要．うつ病の臨床では使用されない．禁忌となる疾患が多く，昇圧剤，MAO阻害剤，グアネチジンなど併用注意薬も多い．自動車運転制限の記載はない．

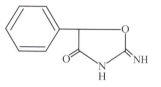

作用機序	
・詳細な作用機序は不明だが，ドパミン再取り込みの間接的な阻害作用がある．	
薬剤	
・薬効分類名　精神刺激薬 ・商品名　ベタナミン®（三和化学）＊㊡のみ ・剤型　錠（10, 25, 50 mg） 　�向 ㉚ ㊵抗うつ薬	
効能・効果・ 用法・用量	・軽症うつ病，抑うつ神経症（**10〜30 mg**，分 1 朝食後） ・次の疾患に伴う睡眠発作，傾眠傾向，精神的弛緩の改善：ナルコレプシー，ナルコレプシーの近縁傾眠疾患（20〜200 mg，分 2 朝・昼食後）
薬物動態	・$T_{1/2}$：**約 12 時間** ・肝代謝
使用上の注意	
警告	**海外の市販後報告において，重篤な肝障害を発現し死亡に至った症例も報告されていることから，投与中は定期的に血液検査などを行うこと**
禁忌	**過敏症，過度の不安，緊張，興奮性，焦躁，幻覚，妄想症状，強迫状態，ヒステリー状態，舞踏病，重篤な肝障害，緑内障，甲状腺機能亢進，不整頻拍，狭心症，動脈硬化症，てんかんなどのけいれん性疾患**
重大な副作用	重篤な肝障害（頻度は 0.1% 程度であるが，重大な肝不全を呈す），薬物依存
副作用	**不眠，焦燥感，頭痛，口渇，胃部不快感，頻脈，発疹など**

第Ⅱ章
抗不安薬・抗うつ薬各論

E　主に躁うつ病に用いる薬物

E 主に躁うつ病に用いる薬物

6-1 気分安定薬

🔹 気分安定薬の原型は炭酸リチウム

リチウムは1価のアルカリ金属で，双極性障害の病相予防効果がある．軽い躁状態には単剤で用いる．即効性がないので，中等度以上の躁状態では非定型抗精神病薬と併用することが多い．多幸感や爽快気分など，典型的な躁病に有効で，躁とうつを急速にくり返す例，焦燥感や不快気分の強い躁状態，躁とうつの混合状態，被害妄想などの精神病症状をもつ躁病には効果が乏しい．長期連用が必要となることが多く，定期的に血液検査と心電図検査を行う．甲状腺機能，腎機能，電解質（Na，K，Ca，Cl，Ca）をチェックし，必要に応じて副甲状腺機能検査を追加する．

🔹 リチウム中毒に注意

炭酸リチウムは経口摂取後，急速かつ完全に吸収され，血漿蛋白に結合せず，代謝されずに腎臓から排出される．有効血中濃度（0.3〜1.2 mEq/L）と中毒濃度（1.5 mEq/L以上）が近いため，2〜3か月ごとに血中濃度を測定しながら投与量を決定する（表1）．リチウム中毒を生じるリスク因子には，高用量投与，腎機能障害，減塩食，薬物相互作用，高齢者などがある．水分制限や食事摂取不良によってもリチウム中毒が生じやすい．NSAIDsを併用するとリチウムの血中濃度が上昇する．

🔹 抗てんかん薬が気分安定薬としての作用を示す

抗てんかん薬の受容体親和性プロフィールを図1に示した．バルプロ酸は，Na^+やK^+のイオンチャネルを阻害し，さらにGABA作用を増強し，グルタミン酸作用に拮抗して神経細胞の興奮性を鎮める．カルバマゼピンは電位依存性Na^+チャネル（VSCC）阻害作用が強く，さらにK^+やCa^{++}のイオンチャネルを阻害し，GABAにも作用する．ラモトリギンはVSCC阻害作用，K^+およびCa^{++}イオンチャネル阻害，そしてグルタミン酸拮抗作用をもつ．

表1 リチウム中毒の血中濃度と臨床症状

程度	リチウム濃度（mEq/L）	症状
軽度	1.5〜2.0	嘔吐，腹痛，口渇，運動失調，めまい感，構音障害，眼振，傾眠または興奮，筋脱力
中等度	2.0〜2.5	食欲不振，持続性嘔吐と下痢，視調節障害，筋線維束性収縮，間代性四肢運動，腱反射亢進，舞踏病様運動，せん妄，失神，脳波変化，昏迷，昏睡，血圧低下，不整脈，伝導異常
重度	2.5以上	けいれん，乏尿，腎不全，死

バルプロ酸は炭酸リチウムが効かない例に用いる

バルプロ酸は再発回数が多い躁病，焦燥感の強い躁病，躁とうつの混合状態，躁とうつを頻繁に繰り返す患者などに有効である．よく起こる副作用には，消化器症状，悪心，鎮静，振戦，体重増加，脱毛が，たまに起こる副作用には嘔吐，下痢，運動失調，構音障害，肝トランスアミナーゼの上昇がある．まれに起こる副作用には，致死性の肝毒性（おもに小児），血小板減少，浮腫，出血性膵炎，無顆粒球症，脳症，昏睡，呼吸不全などがある．男性ホルモンを上昇させ，女性に多嚢胞性卵巣症候群（PCOS）を生じる．催奇性があり，妊娠可能女性には原則禁忌である．肝酵素 CYP1A2 を誘導し，CYP2C19，3A4 を阻害し，グルクロン酸転移酵素（UGT）も阻害する．

カルバマゼピンは維持療法として用いる

炭酸リチウム，バルプロ酸，非定型抗精神病薬が使えないときに，カルバマゼピンを双極性障害の維持療法として用いる．用量依存性の副作用には，複視，視調節障害，めまい，消化器症状，認知機能障害，血液学的有害作用があり，特異体質的副作用には発疹，重篤な皮膚障害（Stevens-Johnson 症候群など），無顆粒球症，肝不全，膵炎がある．広範囲の肝代謝酵素を強く誘導し，CYP1A2 と 2C19 を阻害する．

ラモトリギンは併用薬によって用量を変える

ラモトリギンは重篤な皮膚障害（中毒性表皮壊死融解症 toxic epidermal necrolysis：TEN，皮膚粘膜眼症候群 Stevens-Johnson 症候群）や薬剤性過敏症症候群 drug-induced hypersensitivity syndrome：DIHS）による致死的な結果を生じことがある．特に 13 歳以下の小児，投与 8 週以内，バルプロ酸併用例，用法・用量の非遵守例に多い．発疹に加え，38℃以上の発熱，口唇・口腔粘膜のびらん，全身倦怠感，眼充血，リンパ節腫脹がみられたら，直ちに服用を中止させる．皮疹発現時の皮膚科などの専門医受診を事前に取り決めておくとよい．推奨された増量速度を逸脱して投与し，重症皮疹が発現した場合に医薬品副作用被害救済制度が適用されないことがある．用法・用量（表2）を厳密に遵守する．

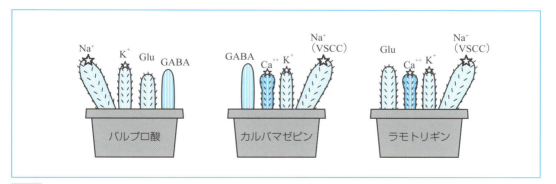

図1 気分安定薬として用いられる抗てんかん薬の受容体結合特性
Glu：glutamate（グルタミン酸），VSCC：voltage-sensitive sodium channel（電位感受性ナトリウムチャネル）

E 主に躁うつ病に用いる薬物

表2 ラモトリギンを双極性障害における気分エピソードの再発・再燃抑制に用いる場合（成人の用量・用法）

	単剤療法の場合	バルプロ酸ナトリウムを併用する場合	バルプロ酸ナトリウムを併用しない場合	
			グルクロン酸抱合を誘導する薬剤*を併用する場合	それ以外の薬剤**を併用する場合
1・2週目	25 mg/日（1日1回投与）	25 mgを隔日投与	50 mg/日（1日1回投与）	単剤療法の場合に従う
3・4週目	50 mg/日（1日1回または2回に分割して投与）	25 mg/日（1日1回投与）	100 mg/日（1日2回に分割して投与）	
5週目	100 mg/日（1日1回または2回に分割して投与）	50 mg/日（1日1回または2回に分割して投与）	200 mg/日（1日2回に分割して投与）	
6週目以降	200 mg/日（最大 400 mg/日）（1日1回または2回に分割して投与）（増量は1週間以上の間隔をあけて最大 100 mg/日ずつ）	100 mg/日（最大 200 mg/日）（1日1回または2回に分割して投与）（増量は1週間以上の間隔をあけて最大 50 mg/日ずつ）	6週目 300 mg/日 7週目以降 300〜400 mg/日（最大 400 mg/日）（1日2回に分割して投与）（増量は1週間以上の間隔をあけて最大 100 mg/日ずつ）	

* グルクロン酸抱合を誘導する薬剤：抗てんかん薬（フェニトイン，カルバマゼピン，フェノバルビタール，プリミドン），リファンピシン，HIVプロテアーゼ阻害薬（ロピナビル・リトナビル配合剤，アタザナビル/リトナビル），経口避妊薬（エチニルエストラジオール・レボノルゲストレル配合剤）
** それ以外の薬剤（アリピプラゾール，オランザピン，ゾニサミド，ガバペンチン，シメチジン，トピラマート，プレガバリン，リチウム，レベチラセタム）

Case 30歳代，男性

◇主訴
18歳のときに双極Ⅰ型障害と診断され，炭酸リチウム 1,000 mg/日とラモトリギン 200 mg/日で維持されていた．最近，親知らずを抜いたため，イブプロフェン 600 mgを1日2〜3回服用したところ，振戦，下痢，嘔吐，過鎮静が出現した．

◇対策
炭酸リチウムとイブプロフェンの服用を中止し，リチウム血中濃度を測定する．

◇コメント
イブプロフェンがリチウム血漿中濃度を上昇させ，リチウム中毒を引き起こしたと考えられる．炭酸リチウムが有効血中濃度（0.6〜1.2 mEq/L）の範囲内に収まるよう用量調整する．

双極性障害

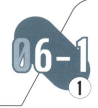

気分安定薬
炭酸リチウム

抗躁効果，抗うつ効果，病相再発予防効果があるが，日本では躁うつ病の躁病相にのみ適応がある．双極性障害の急性期と維持期のいずれにも用い，うつ病治療の増強薬として用いることもある．有害作用の出現頻度が高く，誤った使用や併用薬によるリチウム中毒の発現も少なくない．有効濃度と中毒濃度の差が小さく，血中濃度のモニタリングが必須である．

Li_2CO_3

作用機序	
・気分安定化作用の詳細は不明だが，イノシトール産生を抑制することが主作用と考えられる ・神経細胞突起の伸長，神経細胞の成長円錐拡大，抗アポトーシスなど，神経保護作用を有する	
薬剤	
・薬効分類名　躁病・躁状態治療剤 ・商品名　リーマス®（大正富山） ・剤型　錠（100，200 mg） 	
効能・効果・用法・用量	・躁病および躁うつ病の躁状態（**200〜1200 mg**，分服） 　血清リチウム濃度を評価しながら使用すること
薬物動態	・T_{max}：**約2時間** ・$T_{1/2}$：**約18時間**（使用初期は短く，長期使用で延長する．小児の半減期はこれより短く，高齢者では長くなる） ・腎排泄
使用上の注意	
警告	なし
禁忌	てんかんなどの脳波異常，重篤な心疾患，腎障害，衰弱または脱水状態，発熱，発汗または下痢を伴う疾患，食塩制限患者，妊婦または妊娠している可能性のある婦人
重大な副作用	リチウム中毒，悪性症候群，洞不全症候群，高度徐脈，腎性尿崩症，急性腎不全，間質性腎炎，ネフローゼ症候群，甲状腺機能低下症，甲状腺炎，副甲状腺機能亢進症，認知症様症状，意識障害
副作用	口渇，振戦，下痢など

E 主に躁うつ病に用いる薬物

06-1 気分安定薬 バルプロ酸

双極性障害 / てんかん

抗てんかん薬であるが，気分安定化作用を有する．炭酸リチウムが奏効しない例，躁・うつエピソードの回数が多い例，躁とうつの混合状態，急速交代例などに有効．焦燥や攻撃性の軽減にも効果がある．うつ病相への有効性は確認されていないが，再発予防に有効との報告がある．若年女性への投与は避ける．有効血中濃度は 50 〜 100 μg/mL とされる．

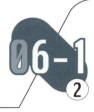

作用機序	
\multicolumn{2}{l}{・電位感受性ナトリウムチャネル（VSSC）を阻害し，神経細胞膜の興奮性を抑える}
\multicolumn{2}{l}{・GABA 分解に関与する GABA トランスアミナーゼとコハク酸セミアルデヒド脱水素酵素活性の阻害により，脳内 GABA 濃度を増加}
\multicolumn{2}{l}{・グルタミン酸脱炭酸酵素活性抑制による神経保護作用}
\multicolumn{2}{l}{・気分安定化作用はイノシトール枯渇作用による？}
薬剤	
\multicolumn{2}{l}{・薬効分類名　抗てんかん剤，躁病・躁状態治療剤，片頭痛治療剤}
\multicolumn{2}{l}{・商品名　デパケン®／セレニカ®R（協和発酵キリン／興和，田辺三菱）後}
\multicolumn{2}{l}{・剤型　錠（100, 200 mg），細粒（20, 40%），シロップ（5%），徐放剤（100, 200, 400 mg），徐放顆粒（40%）}
効能・効果・用法・用量	・各種てんかん（小発作・焦点発作・精神運動発作ならびに混合発作）およびてんかんに伴う性格行動障害（不機嫌・易怒性など）の治療（400 〜 1,200 mg，分服，徐放剤は分 1 〜 2） ・躁病および躁うつ病の躁状態の治療（**400 〜 1,200 mg，分服，徐放剤は分 1 〜 2**） ・片頭痛発作の発症抑制（400 〜 800 mg，分服） ＊片頭痛発作の急性期治療のみでは日常生活に支障をきたしている患者にのみ投与すること
薬物動態	・T_{max}：約 3.5 時間（徐放錠は約 9 時間） ・$T_{1/2}$：約 8 時間（徐放錠は約 12 時間） ・肝代謝（おもに CYP2A6，2B6，2C9）
使用上の注意	
警告	なし
禁忌	重篤な肝障害，尿素サイクル異常症，＜併用禁忌＞カルバペネム系抗生物質 ＜原則禁忌＞妊婦または妊娠している可能性のある婦人
重大な副作用	重篤な肝障害，高アンモニア血症を伴う意識障害，溶血性貧血，赤芽球癆，汎血球減少，重篤な血小板減少，顆粒球減少，急性膵炎，間質性腎炎，ファンコニー症候群，TEN，Stevens-Johnson 症候群，DIHS，脳の萎縮，認知症様症状，パーキンソン様症状，横紋筋融解症，SIADH，間質性肺炎，好酸球性肺炎
副作用	傾眠，消化器症状，脱毛，多嚢胞性卵巣，カルニチン減少など

双極性障害　統合失調症　てんかん

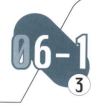

気分安定薬
カルバマゼピン

抗てんかん薬であるが，三環系抗うつ薬と類似の化学構造をもち，気分安定化作用を有する．双極性障害の躁病や，統合失調症の興奮状態に適応をもつ．抗躁効果は強いが，病相再発予防効果のエビデンスは乏しい．リチウムの効果発現には時間を要するため，急速な抗躁作用を要する場合に使用される．リチウムやバルプロ酸の無効例にも有効なことがある．肝酵素誘導作用により多くの併用薬の血中濃度を低下させる．自己誘導により連用すると自己の血中濃度が低下する．妊娠中の投与を避ける．血中濃度が 9 μg/mL を超えると有害作用が生じる．

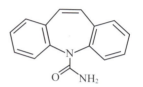

作用機序	
・電位感受性ナトリウムチャネル（VSSC）を阻害し，神経細胞膜の興奮性を抑える ・気分安定化作用はイノシトール枯渇作用による？	
薬剤	
・薬効分類名　向精神作用性てんかん治療剤・躁状態治療剤 ・商品名　テグレトール®（ノバルティス），㊟ ・剤型　錠（100, 200 mg），細粒（50%）	
効能・効果・用法・用量	・精神運動発作，てんかん性格およびてんかんに伴う精神障害，てんかんのけいれん発作（200〜1,200 mg，分服，小児 100〜600 mg，分服） ・躁病，躁うつ病の躁状態，統合失調症の興奮状態（**200〜1,200 mg，分服**） ・三叉神経痛（200〜800 mg，分服）
薬物動態	・T_max：**4〜24 時間** ・T_{1/2}：**約 36 時間**（2〜3 週連用すると肝酵素自己誘導が生じ，半減期は 12 時間に短縮する） ・肝代謝（おもに CYP3A4） ・肝酵素誘導作用があり，多くの薬物の血中濃度を低下させる
使用上の注意	
警告	なし
禁忌	過敏症，重篤な血液障害，第 II 度以上の房室ブロック，高度の徐脈（50 拍／分未満），ポルフィリン症，＜併用禁忌＞ボリコナゾール，タダラフィル，リルピビリン
重大な副作用	再生不良性貧血，汎血球減少，白血球減少，無顆粒球症，貧血，溶血性貧血，赤芽球癆，血小板減少，TEN，Stevens-Johnson 症候群，急性汎発性発疹性膿疱症，紅皮症，SLE 様症状，DIHS，肝機能障害，黄疸，急性腎不全，PIE 症候群，間質性肺炎，血栓塞栓症，アナフィラキシー，うっ血性心不全，房室ブロック，洞機能不全，徐脈，SIADH，無菌性髄膜炎，悪性症候群
副作用	眠気，ふらつき，めまい，複視，肝機能検査値異常，連用により低 Na 血症，白血球減少症など

E 主に躁うつ病に用いる薬物

06-1 気分安定薬 ラモトリギン

双極性障害　てんかん

抗てんかん薬であるが，気分安定化作用を有する．双極性障害における気分エピソードの再発・再燃抑制への適応がある．海外では急性期うつ病への有効性も報告され，双極性障害のうつ病相治療の第一選択薬として位置づけられている．躁病相への有効性は乏しい．重症皮疹のリスクがあり，死亡例も報告されており，添付文書に従った慎重な漸増が必要．特にバルプロ酸と併用するときは，最初の2週間は25 mgの隔日投与とする．

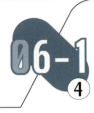

作用機序	
	・電位感受性ナトリウムチャネル（VSSC）を阻害し，神経細胞膜の興奮性を抑える ・グルタミン酸過剰放出の抑制 ・電位依存性Caチャネル阻害
薬剤	
	・薬効分類名　抗てんかん剤，双極性障害治療薬 ・商品名　ラミクタール®（グラクソ・スミスクライン） ・剤型　錠（25, 100 mg），小児用（2, 5 mg）の適応はてんかんのみ
効能・効果・用法・用量	・てんかん単剤療法（部分発作，強直間代発作，定型欠神発作，維持量 100 〜 400 mg，分 1 〜 2） ・てんかん併用療法（部分発作，強直間代発作，Lennox-Gastaut症候群における全般発作） ＊バルプロ酸との併用で半減期が約2倍延長する（緩徐に増量，維持量 100 〜 200 mg，分 2） ＊＊グルクロン酸抱合誘導薬との併用で血中濃度が低下する（維持量 200 〜 400 mg，分 2） ・双極性障害における気分エピソードの再発・再燃抑制（維持量 **200 〜 400 mg**（p.131 表2 参照），分 1 〜 2）
薬物動態	・T_{max}：**1.7 〜 2.5 時間** ・$T_{1/2}$：**約 31 〜 38 時間**（バルプロ酸併用時は**約 70 時間**，グルクロン酸抱合誘導薬併用で**約 13 時間**） ・肝代謝（グルクロン酸転移酵素，おもに UGT1A4）
使用上の注意	
警告	本剤の投与により TEN, Stevens-Johnson 症候群, DIHS などの全身症状を伴う重篤な皮膚障害があらわれ，死亡に至った例も報告されている ・本剤の「用法・用量」を遵守する ・発疹発現時には早期に皮膚科専門医に相談し，本剤の投与を中止するなど，適切な処置を行う ・重篤な皮膚障害の発現率は，小児において高いことが示されている ・患者または家族に対して発疹や上記の症状があらわれた場合には直ちに受診するよう指導する
禁忌	過敏症
重大な副作用	TEN, Stevens-Johnson 症候群, DIHS, 再生不良性貧血，汎血球減少，肝炎，肝機能障害および黄疸，無菌性髄膜炎
副作用	発疹，胃腸障害，肝機能検査値異常，傾眠，めまいなど

6-2 非定型抗精神病薬

非定型抗精神病薬と気分安定薬は併用される

抗精神病薬とは統合失調症の治療薬である．定型抗精神病薬はドパミン受容体を強力に遮断し，副作用として錐体外路症状や高プロラクチン血症が出現する．一方，非定型抗精神病薬はドパミン遮断よりもセロトニン受容体遮断作用が強く，錐体外路系副作用が少ない．抗躁作用や抗うつ作用も期待でき，気分安定薬と非定型抗精神病薬はしばしば併用される．なお，オランザピンとクエチアピンは糖尿病患者，既往患者には禁忌であり，投与中は血糖値測定などの観察を十分に行う．

アリピプラゾールはうつ病・うつ状態への適応をもつ

アリピプラゾールはドパミン部分アゴニストである．統合失調症や双極性障害の躁症状の適応以外に，既存治療で十分な効果が認められないうつ病・うつ状態への適応をもつ．抗うつ薬の強化薬としてSSRIやSNRIと併用され，3 mgの少量で効果がある．CYP3A4やCYP2D6阻害作用を有するパロキセチン，フルボキサミン，デュロキセチンと併用すると血中濃度が上昇するおそれがある．錐体外路症状や高プロラクチン血症を生じにくいが，アカシジアの出現頻度は高い．アカシジアは投与初期に出現し，統合失調症よりもうつ病で出現しやすい．むずむず脚症候群，不眠，易疲労感などの副作用にも注意する．投与初期に体重が増加することがある．（図1）

オランザピンは双極性障害の躁症状およびうつ症状への適応をもつ

オランザピンはドパミン D_2 受容体遮断とセロトニン $5-HT_2$ 受容体遮断作用のほかにも，多

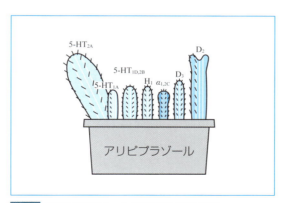

図1 アリピプラゾールの受容体結合特性

E 主に躁うつ病に用いる薬物

くの受容体に親和性をもち，多元受容体作用抗精神病薬（multi-acting receptor targeted antipsychotics：MARTA）とよばれる．食欲増進，体重増加，インスリン抵抗性増大，脂質代謝異常をきたし，メタボリック症候群のリスクが高くなる．糖尿病と既往患者には禁忌である．双極性障害における躁症状およびうつ症状への適応をもつ．気分安定薬単剤よりも本剤との併用で有意な改善が報告されている．うつ症状の治療中に躁症状を呈する躁転や，躁症状の治療中にうつ症状を呈するうつ転は少ない．米国ではオランザピンとSSRIのフルオキセチンの合剤が，うつ病治療に用いられている．（図2）

🏷 クエチアピンは米国で双極性障害の適応がある

クエチアピンは低力価の非定型抗精神病薬MARTAで，食欲増進，体重増加，インスリン抵抗性増大，脂質代謝異常をきたし，メタボリック症候群のリスクが高くなる．糖尿病と既往患者には禁忌である．少量を用いるとヒスタミンH_1受容体遮断作用が強調され，半減期が2～3時間と短いため，睡眠改善作用を期待して就寝前に用いられる．日本の適応は統合失調症のみであるが，中等量を用いると抗うつ効果を示すため公知申請の動きがある．

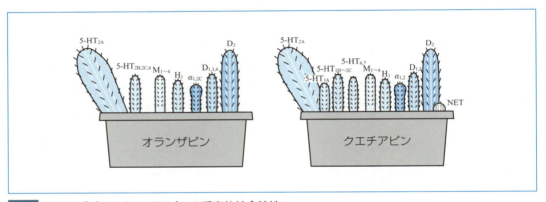

図2　オランザピンとクエチアピンの受容体結合特性

Case — 20歳代，男性

◇主訴・経過

双極性障害の芸術家．食事をとらないことが多く，1日に少なくとも6杯はエスプレッソを飲み，タバコも2箱吸うという生活を送っている．ラモトリギン200 mg/日で維持されていたが，最近は感情がひどく高ぶり，芸術活動をうまくまとめられなくなっている．そこで，オランザピン10 mg/日が追加投与されたが，2週間たっても症状が改善されなかったため，20 mg/日に増量された．

◇コメント

喫煙はCYP1A2を誘導し，オランザピンは1A2で代謝されるため，ヘビースモーカーはオランザピンの血中濃度が低下する．

| うつ病 | 双極性障害 | 統合失調症 |

06-2 ① 非定型抗精神病薬
アリピプラゾール

ドパミン系全体を安定させ，ドパミン・システム・スタビライザーともよばれる非定型抗精神病薬．D_2 受容体に対する親和性は高く，内因性ドパミンと容易に置換する．統合失調症への適応とともに，通常の抗うつ薬治療で十分な効果が認められないうつ病・うつ状態に強化療法として用いる．双極性障害の躁状態にも用いられる．ほかの抗精神病薬よりも過鎮静，QT 延長，高プロラクチン血症，錐体外路症状，代謝障害は生じにくいが，アカシジアは起こりやすい．

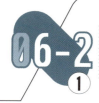

作用機序	
・ドパミン D_2 受容体の部分作動薬で，内因性ドパミン濃度が高ければ拮抗薬，低ければ作動薬として作用する ・セロトニン 5-HT_{1A} には部分作動薬として作用し，セロトニン機能を増強する ・セロトニン 5-$HT_{1D,2A/2B}$ 受容体を遮断し，セロトニン機能を調整する ・セロトニン 5-HT_7 受容体を遮断し，睡眠覚醒リズムを調節する ・アドレナリン $α_1$ 受容体，ヒスタミン H_1 受容体，ムスカリン M_1 受容体への作用は弱い	

薬剤
・薬効分類名　抗精神病薬 ・商品名　エビリファイ®（大塚） ・剤型　錠（3，6，12 mg），散（1%），液（0.1%），口崩錠（3，6，12，24 mg），持続性水懸筋注（300，400 mg）の適応は統合失調症のみ 　劇　⊘×　多 抗精神病薬

効能・効果・用法・用量	・統合失調症（6〜30 mg，分 1〜2） ・双極性障害における躁症状（**12〜30 mg**，分 1） ・うつ病・うつ状態（既存治療で十分な効果が認められない場合に限る，**3〜15 mg**，分 1）
薬物動態	・T_{max} 約 4 時間 ・$T_{1/2}$ 約 61 時間 ・肝代謝（CYP3A4 および CYP2D6）

使用上の注意	
警告	・糖尿病性ケトアシドーシス，糖尿病性昏睡等の死亡に至ることもある重大な副作用が発現するおそれがあるので，本剤投与中は高血糖の徴候・症状に注意すること．特に，糖尿病またはその既往歴もしくはその危険因子を有する患者には，治療上の有益性が危険性を上回ると判断される場合のみ投与することとし，投与にあたっては，血糖値の測定などの観察を十分に行うこと
禁忌	過敏症，昏睡状態，バルビツール酸誘導体・麻酔剤などの中枢神経抑制剤の強い影響下にある患者，＜併用禁忌＞アドレナリン，ボスミン
重大な副作用	悪性症候群，遅発性ジスキネジア，麻痺性イレウス，アナフィラキシー，横紋筋融解症，糖尿病性ケトアシドーシス，糖尿病性昏睡，低血糖，けいれん，無顆粒球症，白血球減少，肺塞栓症，深部静脈血栓症，肝機能障害
副作用	不眠，神経過敏，不安，傾眠，アカシジア，振戦，肝機能検査値異常，CK（CPK）上昇，体重減少，体重増加，筋強剛，プロラクチン低下など

E 主に躁うつ病に用いる薬物

06-2 ② 非定型抗精神病薬 オランザピン

双極性障害 統合失調症

統合失調症への適応とともに，単剤で双極性うつ病に適応のある唯一の薬物である．鎮静効果が強く，1日1回投与する．情動不安定や興奮症状にも有効．高プロラクチン血症，錐体外路症状，遅発性ジスキネジアは少ない．食欲増進，体重増加，インスリン抵抗性増大，脂質代謝異常をきたし，メタボリック症候群のリスクが高くなる．糖尿病と既往患者には禁忌である．定期的な耐糖能検査が必要．口渇・多飲・多尿など糖尿病を疑わせる症状が出現したら，すぐに連絡してもらう．

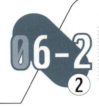

作用機序	
・多くの受容体に親和性をもつ多元受容体作用抗精神病薬(MARTA)とよばれる ・強いセロトニン 5-HT_{2A} 受容体遮断作用と，弱いドパミン D_2 受容体遮断作用をもつ非定型抗精神病薬 ・セロトニン 5-HT_{1A} 受容体には部分作動薬として作用し，セロトニン機能を増強する ・ほかにもノルアドレナリン $\alpha_{1,2}$ 受容体，ヒスタミン H_1 受容体，ムスカリン M_{1-4} 受容体を遮断する	
薬剤	
・薬効分類名　抗精神病薬・双極性障害治療薬 ・商品名　ジプレキサ®(イーライリリー)，🄴 ・剤型　錠(2.5, 5, 10 mg)，細粒(1%)，口崩錠(2.5, 5, 10 mg)，注射液(10 mg)の適応は統合失調症における精神運動興奮　後発医薬品には錠(1.25, 20 mg)，OD錠(1.25, 2.5, 5, 10 mg)あり 劇　🚗×　多抗精神病薬	
効能・効果・ 用法・用量	・統合失調症(5～20 mg，分1) ・双極性障害における躁症状(**10～20 mg**，分1)およびうつ症状(5～20 mg，分1)
薬物動態	・T_{max}：約 **4 時間** ・$T_{1/2}$：約 **30 時間** ・肝代謝(おもにCYP1A2，一部2D6)
使用上の注意	
警告	・著しい血糖値の上昇から，糖尿病性ケトアシドーシス，糖尿病性昏睡などの重大な副作用が発現し，死亡に至る場合があるので，本剤投与中は，血糖値の測定などの観察を十分に行うこと
禁忌	過敏症，糖尿病，糖尿病の既往，昏睡状態，バルビツール酸誘導体などの中枢神経抑制剤，<併用禁忌>アドレナリン，ボスミン
重大な副作用	高血糖，糖尿病性ケトアシドーシス，糖尿病性昏睡，低血糖，悪性症候群，肝機能障害，黄疸，けいれん，遅発性ジスキネジア(長期投与)，横紋筋融解症，麻痺性イレウス，無顆粒球症，白血球減少，肺塞栓症，深部静脈血栓症
副作用	傾眠，食欲亢進，体重増加，倦怠感，不眠，口渇，トリグリセリド上昇，鎮静など

統合失調症

6-2 ③ 非定型抗精神病薬　クエチアピン

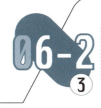

統合失調症のみの適応であるが，海外では双極性障害の躁病相やうつ病相の治療薬としてガイドラインの上位におかれている．錐体外路性副作用は出にくい．半減期が短く，睡眠改善薬として就寝前に用いられることもある．食欲増進，体重増加，インスリン抵抗性増大，脂質代謝異常をきたし，メタボリック症候群のリスクが高くなる．糖尿病と既往患者には禁忌である．定期的な耐糖能検査が必要．うつ病には適応外処方となるため，十分な合理的理由と本人の同意，および十分な観察が必要である．

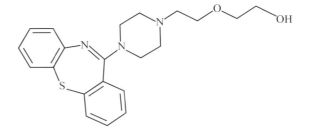

作用機序	
・多くの受容体に親和性をもつ多元受容体作用抗精神病薬（MARTA）とよばれる ・抗精神病薬の中でドパミン D_2 受容体への親和性が最も低い非定型抗精神病薬 ・セロトニン $5-HT_{2A}$ 受容体を遮断し，セロトニン $5-HT_{1A}$ 受容体には部分作動薬として作用する ・代謝産物のノルクエチアピンはノルアドレナリン再取り込み阻害作用があり，抗うつ効果と関連する ・ほかにも，ノルアドレナリン α_1 受容体，α_2 受容体，ヒスタミン H_1 受容体，ムスカリン $M_{1,3}$ 受容体を阻害する	

薬剤	
・薬効分類　抗精神病剤 ・商品名　セロクエル®（アステラス）後 ・剤型　錠（25，100，200 mg），細粒（50%）　後発医薬品には錠（12.5，50 mg），細粒 10% あり 　劇　車×　多抗精神病薬	

効能・効果・用法・用量	・統合失調症（25～750 mg，分服） （双極性うつ病に有効とのエビデンスがあるが，日本では適応が得られていない）
薬物動態	・T_{max}：約 1～2 時間 ・$T_{1/2}$：約 2～3 時間 ・肝代謝（おもに CYP3A4）

使用上の注意	
警告	著しい血糖値の上昇から，糖尿病性ケトアシドーシス，糖尿病性昏睡などの重大な副作用が発現し，死亡に至る場合があるので，本剤投与中は，血糖値の測定などの観察を十分に行う
禁忌	過敏症，昏睡状態，バルビツール酸誘導体などの強い中枢神経抑制剤，糖尿病，糖尿病の既往，<併用禁忌>アドレナリン，ボスミン
重大な副作用	高血糖（口渇，多飲，多尿，頻尿など），糖尿病性ケトアシドーシス，糖尿病性昏睡，低血糖（脱力感，倦怠感，冷汗，振戦，傾眠，意識障害），悪性症候群，横紋筋融解症，けいれん，無顆粒球症，白血球減少，肝機能障害，黄疸，麻痺性イレウス，遅発性ジスキネジア，肺塞栓症・深部静脈血栓症
副作用	眠気，不眠，不安，神経過敏，倦怠感，プロラクチン値上昇，肝機能検査値異常，CK 上昇，T4 減少，LDH 上昇など

第Ⅲ章
Q&A

Q1 薬物を使わないで不安症を治す方法はありますか．

A 不安に向き合ってその受け止め方を変える認知療法や，不安を惹起する状況にチャレンジする行動療法があります．

▶不安症の人は注意が自分自身の心や体に向いていて，些細な変化をネガティブに受け止めて，不安を過剰に感じる傾向があります．注意を外部にシフトして不安を直視して現実をありのままに捉え，現実に即さない否定的な認知の仕方を変える認知療法が有用です．また，社交場面や緊張を要する場面など，不安が増強する状況を避ける傾向があるので，不安階層表を作って不安を惹起する状況にチャレンジする行動療法が必要です．抗不安薬は認知療法や行動療法の補助として用います．

Q2 パニック発作が起こったらどうしたらいいですか．

A ゆっくりと息を吐くなどして，呼吸を整えるようにします．

▶パニック発作のときは「脅威」を感じたときに交感神経が緊張して，生物にあまねく備わっている「戦うか逃げるか」反応が生じているので，呼吸を整えて副交感神経を優位にします．息苦しく感じ，呼吸ができないと感じますが，実際には過呼吸になっています．両手や口の周りがしびれ，筋肉がこわばり，目のかすみ，めまい，ふらつき，混乱が生じるのは，二酸化炭素が低下したためです．鼻から息を吸って，口からゆっくりと息を吐き，呼吸数を1分間に10回程度に減らすようにします．

Q3 薬物を使わないでうつ病を治す方法はありますか．

A 軽症うつ病には認知行動療法が有効です．

▶認知行動療法とは，うつ症状は自分の"認知"のしかたに問題があると考え，コントロールできる問題であるとして"行動"を変える方法です．うつ病には保険適用されていますが，実施できる施設が少ないことが問題です．中等度以上のうつ病には薬物療法を行うことが勧められます．

Q4 うつ病の断眠療法，覚醒療法とはどんなものですか．

A ドイツの精神科医が開発した断眠療法が，最近は覚醒療法とよばれています．

▶覚醒療法（断眠療法）とは，夜間を全く眠らないで過ごす全断眠と，早い時刻に就寝して夜中に起床する部分断眠とがあります．うつ病の半数以上に効果がみられ，即効性があり，副作用は少ないといわれます．しかし，断眠した翌日に睡眠をとるとほとんどの患者で症状が再燃します．そこで，再燃防止のために高照度光療法や位相前進療法などを併用します．高照度光療法とは早朝に2,500〜10,000ルクスの高照度光を30分〜2時間照射するもので，位相前進療法とは極端な早寝早起きによって生体リズムと睡眠時間帯のずれを矯正する方法です．いずれも専門家が少なく，実施できる施設が少ないことが問題です．

Q5 抗不安薬・抗うつ薬と安定剤（トランキライザー）は違いますか．

A 安定剤と抗不安薬・抗うつ薬は同じではありません．

▶かつては神経症の治療に用いる薬物を緩和安定剤（マイナートランキライザー）とよび，統合失調症の治療に用いる薬剤を強力安定剤（メジャートランキライザー）とよびました．現在はそれぞれ抗不安薬，抗精神病薬とよばれますが，昔の名称の名残りで抗不安薬や抗精神病薬を安定剤とよぶことがあります．SSRI は抗うつ薬に分類されますが，抗不安作用があります．副作用も少ないことから，現在では不安症の第一選択薬となっており，SSRI を抗うつ薬とよぶのが妥当かどうか疑問があります．向精神薬の分類や呼称は時代とともに変化し，WHO でも向精神薬の分類や命名法が再検討されています．

Q6 抗不安薬・抗うつ薬をのむと記憶が飛びますか．

A ベンゾジアゼピン系抗不安薬を服用後に記憶がとぎれることがあります．

▶高力価，高用量のベンゾジアゼピン系抗不安薬を服用した後に，酩酊状態やもうろう状態を呈したり，前向性健忘が生じて記憶がなくなることがあります．小児・思春期例に多く，成人ではアルコールと併用すると起こることがあります．GABA 増強作用を介さない抗不安薬や抗うつ薬にはこのような副作用はありません．

Q7 抗不安薬・抗うつ薬をのみつづけると効果が薄れますか．

A 抗不安薬には効果が薄れるものがありますが，抗うつ薬の効果は薄れません．

▶抗不安薬には効果が減弱しやすいものがあるので，効果が薄れてきたと感じたら自己判断で余分に飲んだりせずに主治医に相談するよう指導してください．また，突然減量したり中止したりすると離脱症状が出現することがあるので，減量・中止を希望するときも主治医に相談するよう指導してください．抗うつ薬の効果が薄れたようにみえる（wean-off）ときは，うつ病ではなく双極性障害の可能性があります．

Q8 抗不安薬・抗うつ薬をのみつづけると依存症になりますか．

A ベンゾジアゼピン系抗不安薬を 6 か月以上連用すると依存症になることがあります．

▶高用量のベンゾジアゼピン系抗不安薬を長期間使用すると，身体依存と精神依存が生じます．身体依存には服用量を増やさないと効果が出なくなる耐性と，薬の減量・中止に伴う離脱症状とがあります．精神依存とは薬を渇望する心理的状態で，不安をもちやすい人にみられます．特に高力価で短時間作用型のベンゾジアゼピン系抗不安薬は服用後に薬効を自覚でき，精神依存のリスクが高いといわれます．通常用量のベンゾジアゼピン系抗不安薬を副作用なく連用していても，中止すると退薬症状が出現してやめられなくなる状態があり，常用量依存とよばれます．ベンゾジアゼピン系抗不安薬を使用

するときは短期間の使用にとどめるべきで，自己判断で増量したり中止したりすると依存症が起こりやすくなります．

Q9 抗不安薬・抗うつ薬をのみつづけると認知症になりますか．

A ベンゾジアゼピン系抗不安薬と認知症との関連については明確なエビデンスはありません．

▶ベンゾジアゼピン系抗不安薬の長期投与がアルツハイマー型認知症の発症に関与するという論文が発表されて議論を呼びましたが，これを否定する報告もあり，いまだ結論には至っていません．うつ病が認知症の発症を促進するという報告がありますが，抗うつ薬が認知症と関連するという指摘はありません．

Q10 抗不安薬・抗うつ薬は緑内障の人にも使えますか．

A 眼科を受診していない人の場合は眼圧上昇のリスクがあります．

▶ベンゾジアゼピン系抗不安薬や三環型抗うつ薬の添付文書には緑内障への投与は禁忌と書かれています．そのほかにも緑内障禁忌とされている薬物は多数あります（表1参照）．これらは散瞳を起こす薬物で，狭隅角・閉塞隅角とよばれるタイプの眼は散瞳により眼圧が上昇し，頭痛，眼痛，悪心，嘔吐，霧視などのいわゆる緑内障発作が起こることがあります．眼圧が高い状態が続くと視神経が障害をうけ，視野欠損が生じ，重症の時は失明に至ります．眼科では初診時にすべての患者で隅角をチェックし，狭い場合にはレーザーによる光彩切開などの何らかの処置を施すことになっています．また，日本人の緑内障のほとんどは隅角が開放している正常眼圧緑内障です．したがって，眼科で治療中の患者であれば散瞳しても眼圧が上がらないタイプの緑内障か，処置済みの眼ということになり，緑内障禁忌薬を投与してもそれほど問題はありません．

Q11 抗不安薬・抗うつ薬の代わりになるサプリメントはありますか．

A 抗不安作用や抗うつ作用が証明されているサプリメントはありません．

▶サプリメントとは，ビタミン，ミネラル，アミノ酸，ハーブなどの成分を含み，錠剤やカプセルなどの形状で提供される製品です．かつてL-トリプトファンが不眠症やうつ病に効果があると喧伝されて，大量に消費された米国で"好酸球増加・筋肉痛症候群"が多数発生した事件がありました（p.53「コラム：トリプトファン事件」参照）．その後，米国では天然物質のアセチルL-カルニチンを含むサプリメントが動物実験で抗うつ作用を示したと報告されましたが，人でも抗うつ効果があるというエビデンスはありません．むしろ，アセチルL-カルニチンやイチョウ葉エキスは抗凝固薬の作用を増強させたり，セントジョーンズワートは薬物の効果を減弱させることがあり，何らかの薬物を服用している人は，サプリメントの安易な併用は避けるべきです．

表1 緑内障への使用禁忌薬，慎重投与薬

抗コリン作用によるもの		
緑内障に禁忌	三環系抗うつ薬	イミプラミン，クロミプラミン，トリミプラミン，アミトリプチリン，ノルトリプチリン，ロフェプラミン，アモキサピン，ドスレピン
	四環系抗うつ薬	マプロチリン
	抗パーキンソン薬	トリヘキシフェニジル，ビペリデン，プロフェナミン，ピロヘプチン，メチキセチン
急性狭隅角緑内障に禁忌	ベンゾジアゼピン系抗不安薬	クロチアゼパム，エチゾラム，フルタゾラム，アルプラゾラム，ロラゼパム，ブロマゼパム，クロルジアゼポキシド，オキサゾラム，メダゼパム，ジアゼパム，クロキサゾラム，フルジアゼパム，クロラゼプ酸二カリウム，メキサゾラム，ロフラゼプ酸エチル，フルトプラゼパム，クロナゼパム
	ベンゾジアゼピン系睡眠薬	トリアゾラム，ブロチゾラム，ロルメタゼパム，リルマザホン，フルニトラゼパム，ニメタゼパム，ニトラゼパム，フルマゼパム，ハロキサゾラム，クアゼパム
	非ベンゾジアゼピン系睡眠薬	ゾピクロン，ゾルピデム
緑内障に慎重投与		オランザピン，ベゲタミンA/B®，テトラミド，テシプール，パロキセチン
眼圧亢進に慎重投与		カルバマゼピン
交感神経刺激作用によるもの		
緑内障に禁忌	精神刺激薬	メチルフェニデート，ペモリン
緑内障に慎重投与	SNRI	トレドミン
アレルギー反応によるもの		
閉塞隅角緑内障に慎重投与	抗てんかん薬	トピラマート

Q12 不安症・うつ病によい食品はありますか．

A 抗不安作用，抗うつ作用をもつ食品はありません．

▶ BMI（body mass index）が高すぎても低すぎてもうつ傾向が高くなるといわれており，健康な食生活がうつ状態に保護的に働くと考えられます．しかし，特定の食品がうつ病を予防するというエビデンスはありません．オメガ3（ω-3）系不飽和脂肪酸を多く含む地中海食を摂っている人にはうつ病が少ないといわれ，1日4g以上のエイコサペンタエン酸（EPA）摂取が推奨されたことがありましたが，科学的なエビデンスはありません．

Q13 妊娠中に抗不安薬・抗うつ薬をのんでも大丈夫ですか．

A リスクは個人によって異なるため，十分な情報の提供に基づいて個別に判断します．

▶ほとんどの抗不安薬や抗うつ薬の添付文書には妊娠中の使用について，有益性が危険性を上回る場合にのみ使用すると書かれています．抗不安薬や抗うつ薬の胎児へ与える影響についてのエビデンスは不足しています．妊娠中に薬物を服用することの安全性についての臨床試験を行うことは倫理的に困難だからです．米国食品医薬品局(FDA)は薬物の胎児に与える危険度を A，B，C，D，X に分けていました(p.158「付録4」参照)．しかし，FDA は薬物の影響を過度に単純化することの弊害が大きいという観点から，2014年にこのような危険度分類を廃止しました．妊娠中あるいは授乳中の薬物のリスクを公開し，常に最新の情報を更新して，医療者と当事者が判断するのに最良の情報を提供するとしています．妊娠中の抗不安薬や抗うつ薬使用のリスクとベネフィットは個人ごとに異なり，不安症やうつ病の重症度や原因を総合的に判断して医師と患者で相談して薬の必要性を決定します．日本では国立成育医療研究センターの「妊娠と薬情報センター」が最新情報を提供しています(http://www.ncchd.go.jp/kusuri/index.html)．

Q14 授乳中に抗不安薬・抗うつ薬をのんでも大丈夫ですか．

A 個別に判断しますが，できるだけ母乳育児ができるように工夫します．

▶添付文書をみると多くの抗不安薬や抗うつ薬を服用中は授乳させないことと記載されています．日本の添付文書は乳汁中に少しでも薬物が分泌される場合は中止することが望ましいという立場です．しかし，母乳育児の大切さは科学的に実証されていて，安易に母乳を中止することは問題です．国連児童基金／世界保健機構(UNICEF/WHO)は，抗がん薬と放射性物質以外の薬剤は副作用の可能性に考慮しつつ母乳を続けるべきとしています．薬物のリスクとベネフィットの情報に基づいて，個別に判断することになります．

Q15 抗不安薬・抗うつ薬とアルコールを一緒にのんではいけませんか．

A アルコールと抗不安薬・抗うつ薬の併用は禁忌または厳重注意となっています．

▶アルコールと抗不安薬や抗うつ薬は相互に作用を増強させ，翌日の眠気，ふらつき，脱力などが強く出現します．基礎疾患をもつ人では中枢抑制や呼吸抑制をきたし，重大な結果を招く危険もあります．とくに，ベンゾジアゼピン系抗不安薬とアルコールを併用すると，奇異反応と呼ばれる錯乱状態を呈したり，服用後の言動を覚えていないという前向性健忘が生じ，事故につながることもあります．

Q16 抗不安薬・抗うつ薬の効果に喫煙の影響はありますか．

A 喫煙は肝代謝酵素（CYP1A2）を誘導するので抗うつ薬の効果を減じるおそれがあります．

▶喫煙によって抗うつ薬のフルボキサミンや非定型抗精神病薬のオランザピンなどは血中濃度が低下します．間接喫煙でもCYP1A2が誘導されます．また，禁煙によってCYP1A2活性が非喫煙状態に回復するのには3か月〜2年といった長時間を要します．しかし，喫煙による肝酵素誘導の程度は個人差が大きく，影響の大きい人と小さい人がいます．一方，抗不安薬はおもにCYP3A4で代謝されるので影響は少ないといえます．

Q17 抗不安薬・抗うつ薬の処方日数は制限されているのですか．

A ベンゾジアゼピン系抗不安薬には，1回に処方できる日数が14日，30日，あるいは90日と制限されているものがあります．

▶ベンゾジアゼピン系抗不安薬は乱用の危険性と治療上の有用性により，「麻薬及び向精神薬取締法」で第3種向精神薬に指定されているものがあり，厳重な管理が義務づけられています．そこで，「保健医療機関及び保険医療養担当規則」では，保険診療で処方できる日を14日分，30日分，あるいは90日分の上限を設けている薬物があります（p.153「付録2」参照）．ベンゾジアゼピン系以外の抗不安薬や抗うつ薬には処方日数制限はありません．

Q18 抗不安薬・抗うつ薬で副作用が出たときに救済されますか．

A 適切に使用して重篤な副作用が出現した場合には，副作用被害救済制度が適用されます．

▶薬物を適正に使用したにもかかわらず発生した副作用によって入院が必要な程度の疾病や，日常生活が著しく制限される程度の障害を生じた場合に，副作用被害救済制度が適用されます．一般医薬品では購入した店舗の販売証明書を，処方薬では医師の投薬証明書を，医薬品医療機器総合機構（PMDA）に提出します．発現した副作用の症状と経過，その原因とみられる医薬品との因果関係の証明が求められるので，副作用を治療した医師の診断書，および治療に要した費用の証明書も必要です．向精神薬関連では皮疹，悪性症候群，セロトニン症候群，遅発性錐体外路症状，リチウム中毒などの申請が多いようです．不支給決定の理由は，医薬品により発現したと認められない，使用目的または使用方法が適正と認められない，入院を要する程度または障害の等級に該当しない，などです．適正でない使用とは，添付文書の使用上の注意に従わなかった，禁忌とされている患者に投与した，必要とされている検査が適切に実施されなかった，処方された本人以外が服用した場合などが含まれます．

Q19 嚥下障害のある患者に抗不安薬・抗うつ薬をのんでもらう方法はありますか．

A 簡易懸濁法という方法があります．

▶簡易懸濁法とは，もともとは経管投与のために考案された手法ですが，現在は嚥下障害などで錠剤をそのまま服用できない患者さんにも使用されています．錠剤の1回分服用量をカップに入れ，およそ55℃の温湯20mLに入れてかき混ぜ，10分間自然放置して崩壊させます．通常は懸濁液をそのまま服用しますが，嚥下障害の強い患者には懸濁液にとろみをつけて服用させることもあります．薬剤のロスや配合変化がなく，経管栄養チューブの閉塞が回避できる利点があります．沸騰したお湯と常温の水を2対1で混ぜるとおよそ55℃の温湯ができます．高温で変化する成分もあるため，高温の時に薬剤を入れない，完全に崩壊させる，懸濁液の状態で長く放置しないなどの注意点があります．腸溶性製剤や徐放性製剤などは簡易懸濁法に適しません．なお，ベンゾジアゼピン系抗不安薬や鎮静作用をもつ抗うつ薬は嚥下困難を悪化させるおそれがあります．

Q20 抗不安薬・抗うつ薬をジュースでのんでも大丈夫ですか．

A グレープフルーツジュースと一緒に服用すると作用が強く出ることがあります．

▶グレープフルーツに含まれるフラノクマリンが薬物代謝酵素CYP3A4を阻害するため，CYP3A4で代謝される薬剤の血中濃度が上昇することがあります．抗不安薬や抗うつ薬の多くはCYP3A4で代謝されるため，グレープフルーツジュースコップ1杯(200mL程度)で作用が強くなることがあります．グレープフルーツ以外にもスウィーティー，ハッサクや文旦にもフラノクマリン類が含まれており，相互作用の可能性があるため避けたほうが良いでしょう．

Q21 抗不安薬・抗うつ薬をお茶，炭酸飲料，アルカリイオン水などでのんでも大丈夫ですか．

A 十分なエビデンスがありませんので，薬は水または白湯で服用しましょう．

▶カフェインは抗不安薬の効果を減じるおそれがあります．その影響はわずかですが，お茶に含まれるタンニン酸が薬の吸収をさまたげることがあります．炭酸飲料，アルカリイオン水などの影響は十分に検討されていません．薬は水または水を沸騰させた湯をぬるく冷ました白湯で服用するのが原則です．

Q22 ジェネリック医薬品とはなんですか．

A 後発医薬品ともよばれ，新薬の特許が切れた後に同じ有効成分を用いてほかの医薬品メーカーが製造・販売する医薬品です．

▶ジェネリック医薬品は先発医薬品と同等の効能・効果があり，価格を低く抑えられます．国は医療費高騰の問題などから，2002年以降さまざまなジェネリック使用促進策を策定し，2018年度までにシェアを60％以上にすることを目標にしています．ジェネリック医薬品の商品名は成分の名称である一般名と，メーカー名を組み合わせるのが原則となっています．

付　録

1　抗不安薬・抗うつ薬の発売年，商品名，剤型，後発医薬品の有無

分類		一般名	発売年	商品名	剤型	後発品
A　うつ病・不安症のいずれにも用いる薬物						
01	選択的セロトニン再取り込み阻害薬（SSRI）	エスシタロプラム	2011	レクサプロ®	錠 10	無
		フルボキサミン	1999	ルボックス®/デプロメール®	錠 25，50，75	有
		セルトラリン	2006	ジェイゾロフト®	錠 25，50，100　OD 錠 25，50，100	有
		パロキセチン	2000	パキシル®	錠 5，10，20，徐放錠 12.5，25　後 OD 錠 5，10，20	有
B　主に不安症に用いる薬剤（長期間使用することのある抗不安薬）						
03-1	ベンゾジアゼピン系抗不安薬	トフィソパム	1985	グランダキシン	錠 50　細粒 10%	有
		エチゾラム	1984	デパス®	錠 0.25，0.5，1　細粒 1%	有
		フルタゾラム	1987	コレミナール®	錠 4　細粒 1%	無
		ジアゼパム	1964	セルシン®	錠 2，5，10　散 1%，シロップ 0.1%　注射液	有
				ホリゾン®	錠 2，5　散 1%，注射液	
		メキサゾラム	1984	メレックス®	錠 0.5，1　細粒 0.1%	無
		フルトプラゼパム	1986	レスタス®	錠 2	無
		クロナゼパム	1981	ランドセン®/リボトリール®	錠 0.5，1，2　細粒 0.1%，0.5%	無
03-2	その他の抗不安薬	タンドスピロン	1996	セディール®	錠 5，10，20	有
		カルテオロール	1980	ミケラン®	錠 5　細粒 1%	有
		ヒドロキシジン	1981	アタラックス®	錠 10，25	有
				アタラックス P®	カプセル 25，50　散 10%　シロップ 0.5%　ドライシロップ 2.5%　注射液　後 錠 25	
		ガンマオリザノール	1970	ハイゼット®	錠 25，50　細粒 20%	有

OD（oral disintegration）：口腔内崩壊錠

分類		一般名	発売年	商品名	剤型	後発品
B 主に不安症に用いる薬剤（短期間使用する抗不安薬）						
03-3	ベンゾジアゼピン系抗不安薬	クロチアゼパム	1979	リーゼ®	錠 5, 10, 顆粒 10%	有
		ブロマゼパム	1977	レキソタン®	錠 1, 2, 5, 細粒 1% ㊟錠 3	有
		ロラゼパム	1978	ワイパックス®	錠 0.5, 1	有
		アルプラゾラム	1984	ソラナックス®/コンスタン®	錠 0.4, 0.8	有
		フルジアゼパム	1981	エリスパン®	錠 0.25, 細粒 0.1%	無
		クロルジアゼポキシド	1961	バランス®/コントロール®	錠 5, 10, 散 10%／錠 5, 10, 散 1%, 10%	有
		オキサゾラム	1970	セレナール®	錠 5, 10 散 10%	有 （細粒のみ）
		クロキサゾラム	1974	セパゾン®	錠 1, 2 散 1%	無
		メダゼパム	1971	レスミット®	錠 2, 5	有 （後発品加算対象外）
		クロラゼプ酸ニカリウム	1979	メンドン®	カプセル 7.5	無
		ロフラゼプ酸エチル	1989	メイラックス®	錠 1, 2, 細粒 1%	有
C 主にうつ病に用いる薬物						
04-1	選択的セロトニン・ノルアドレナリン再取り込み阻害薬（SNRI）	デュロキセチン	2010	サインバルタ®	カプセル 20, 30	無
		ミルナシプラン	2008	トレドミン®	錠 12.5, 15, 25, 50	有
		ベンラファキシン	2015	イフェクサー®SR	徐放カプセル 37.5, 75	無
04-2	鎮静系抗うつ薬	ミルタザピン	2009	リフレックス®/レメロン®	錠 15, 30	無
		ミアンセリン	1983	テトラミド®	錠 10, 30	無
		セチプチリン	1989	テシプール®	錠 1	有
		トラゾドン	1991	デジレル®/レスリン®	錠 25, 50	有
04-3	ベンザミド誘導体	スルピリド	1973	ドグマチール®/アビリット®	錠 50, 100, 200, カプセル 50, 細粒 10%, 50% 筋注	有

付録

1 抗不安薬・抗うつ薬の発売年，商品名，剤型，後発医薬品の有無

分類		一般名	発売年	商品名	剤型	後発品
D 重症うつ病・入院例に用いる薬物						
05-1	非選択的セロトニン・ノルアドレナリン再取り込み阻害薬	イミプラミン	1959	トフラニール®	錠10, 25	無
		トリミプラミン	1965	スルモンチール®	錠10, 25　散10%	無
		クロミプラミン	1973	アナフラニール®	錠10, 25　注射液	無
		アミトリプチリン	1961	トリプタノール®	錠10, 25	有
		ドスレピン	1991	プロチアデン®	錠25	無
05-2	非選択的ノルアドレナリン再取り込み阻害薬	ノルトリプチリン	1971	ノリトレン®	錠10, 25	無
		アモキサピン	1981	アモキサン®	カプセル10, 25, 50, 細粒10%	無
		ロフェプラミン	1981	アンプリット®	錠10, 25	無
		マプロチリン	1981	ルジオミール®	錠10, 25, ㊡錠50	有
05-3	中枢刺激薬	ペモリン	1981	ベタナミン®	錠10, 25, 50	後発品のみ
E 主に躁うつ病に用いる薬物						
06-1	気分安定薬	炭酸リチウム	1980	リーマス®	錠100, 200	有
		バルプロ酸ナトリウム	1975	デパケン®	錠100, 200　細粒20%, 40%　シロップ5%	有
				デパケン®R/セレニカ®R	徐放錠100, 200 / 徐放錠200, 400, 徐放顆粒40%	
		カルバマゼピン	1966	テグレトール®	錠100, 200　細粒50%	有
		ラモトリギン	2011*	ラミクタール®	錠25, 100	無
06-2	非定型抗精神病薬	アリピプラゾール	2014*	エビリファイ®	錠3, 6, 12, 口崩錠3, 6, 12, 24, 散1%　内用液0.1%	無
		オランザピン	2012*	ジプレキサ®	錠2.5, 5, 10 (口崩錠も同じ), 細粒1%　㊡錠1.25, 20　OD錠1.25, 2.5, 5, 10	有
		クエチアピン	2001	セロクエル®	錠25, 100, 200, 細粒50%　㊡錠12.5, 50　細粒10%	有

＊双極性障害に対する適応が認められた年

2 抗不安薬・抗うつ薬の規制区分，処方日数制限，多剤投与制限

	分類	一般名	劇薬指定	向精神薬指定	処方日数制限	多剤投与規制
A	うつ病・不安症のいずれにも用いる薬物					
01	選択的セロトニン再取り込み阻害薬（SSRI）	エスシタロプラム	劇	-	-	抗うつ薬
		フルボキサミン				抗うつ薬
		セルトラリン	劇			抗うつ薬
		パロキセチン	劇			抗うつ薬
B	主に不安症に用いる薬剤（長期間使用することのある抗不安薬）					
03-1	ベンゾジアゼピン系抗不安薬	トフィソパム		-	-	抗不安薬
		エチゾラム		第3種	-	抗不安薬
		フルタゾラム		-	-	抗不安薬
		ジアゼパム		第3種	90	抗不安薬
		メキサゾラム		-	-	抗不安薬
		フルトプラゼパム		-	-	抗不安薬
		クロナゼパム		第3種	90	-
03-2	その他の抗不安薬	タンドスピロン	劇	-	-	抗不安薬
		カルテオロール		-	-	-
		ヒドロキシジン		-	-	抗不安薬
		ガンマオリザノール		-	-	抗不安薬
B	主に不安症に用いる薬剤（短期間使用する抗不安薬）					
03-3	ベンゾジアゼピン系抗不安薬	クロチアゼパム		第3種	30	抗不安薬
		ブロマゼパム		第3種	30，坐薬14	抗不安薬
		ロラゼパム		第3種	30	抗不安薬
		アルプラゾラム		第3種	30	抗不安薬
		フルジアゼパム		第3種	30	抗不安薬
		クロルジアゼポキシド		第3種	30	抗不安薬
		オキサゾラム		第3種	30	抗不安薬
		クロキサゾラム		第3種	30	抗不安薬
		メダゼパム		第3種	30	抗不安薬
		クロラゼプ酸二カリウム		第3種	14	抗不安薬
		ロフラゼプ酸エチル		第3種	30	抗不安薬
C	主にうつ病に用いる薬物					
04-1	選択的セロトニン・ノルアドレナリン再取り込み阻害薬（SNRI）	デュロキセチン	劇	-	-	抗うつ薬
		ミルナシプラン	劇	-	-	抗うつ薬
		ベンラファキシン	劇	-	14（2016.11末日まで）	抗うつ薬

	分類	一般名	劇薬指定	向精神薬指定	処方日数制限	多剤投与規制
04-2	鎮静系抗うつ薬	ミルタザピン	劇	-	-	抗うつ薬
		ミアンセリン		-	-	抗うつ薬
		セチプチリン	劇	-	-	抗うつ薬
		トラゾドン	劇	-	-	抗うつ薬
04-3	ベンザミド誘導体	スルピリド	劇(50 mgを除く)	-	-	抗精神病薬
D　重症うつ病・入院例に用いる薬物						
05-1	非選択的セロトニン・ノルアドレナリン再取り込み阻害薬	イミプラミン		-	-	抗うつ薬
		トリミプラミン	散のみ劇	-	-	抗うつ薬
		クロミプラミン	注射のみ劇	-	-	抗うつ薬
		アミトリプチリン		-	-	抗うつ薬
		ドスレピン		-	-	抗うつ薬
05-2	非選択的ノルアドレナリン再取り込み阻害薬	ノルトリプチリン	劇	-	-	抗うつ薬
		アモキサピン	劇	-	-	抗うつ薬
		ロフェプラミン		-	-	抗うつ薬
		マプロチリン		-	-	抗うつ薬
05-3	中枢刺激薬	ペモリン		第3種	30	抗うつ薬
E　主に躁うつ病に用いる薬物						
06-1	気分安定薬	炭酸リチウム	劇	-	-	-
		バルプロ酸ナトリウム		-	-	-
		カルバマゼピン		-	-	-
		ラモトリギン	劇	-	-	-
06-2	非定型抗精神病薬	アリピプラゾール	劇	-	-	抗精神病薬
		オランザピン	劇	-	-	抗精神病薬
		クエチアピン	劇	-	-	抗精神病薬

3 抗不安薬・抗うつ薬の用量，最高血中濃度到達時間（T_{max}），消失半減期（$T_{1/2}$），等価換算表

	分類	一般名	成人用量*1	T_{max}	$T_{1/2}$	作用時間	等価換算*4	等価換算*5 (フルオキセチン1.0)
A	うつ病・不安症のいずれにも用いる薬物							
01	選択的セロトニン再取り込み阻害薬（SSRI）	エスシタロプラム	10〜20	4	28〜58		20	0.45
		フルボキサミン	50〜150	4〜5	9〜14		150	3.58
		セルトラリン	25〜100	6	17〜31		100	2.46
		パロキセチン/パロキセチンCR	10〜40（CRは12.5〜50）	5（CRは8〜10）	10〜15		40	0.85
B	主に不安症に用いる薬剤（長期間使用することのある抗不安薬）							
03-1	ベンゾジアゼピン系抗不安薬	トフィソパム	150	1	5		125	
		エチゾラム	1.5〜3（高齢者は1.5まで）	3	6	短時間	1.5	
		フルタゾラム	12	1	3.5	短時間	15	
		ジアゼパム	2〜15	1〜2	20〜70	長時間	5	
		メキサゾラム	1.5〜3（高齢者は1.5まで）	1〜2	60〜150	長時間	1.67	
		フルトプラゼパム	2〜4	4〜8	190	超長時間	1.67	
		クロナゼパム	0.5〜6	2	27		0.25	
03-2	その他の抗不安薬	タンドスピロン	30〜60	1	1.2〜1.4		25	
		カルテオロール	10〜30	1	5			
		ヒドロキシジン	75〜150	2	7〜20			
		ガンマオリザノール	10〜50	12	22時間以上			

	分類	一般名	成人用量*1	T_{max}	$T_{1/2}$	作用時間	等価換算*4	等価換算*5 (フルオキセチン1.0)
B	主に不安症に用いる薬剤（短期間使用する抗不安薬）							
03-3	ベンゾジアゼピン系抗不安薬	クロチアゼパム	15～30	1	6	短時間	10	
		ブロマゼパム	3～15	1~2	8～30	中時間	2.5	
		ロラゼパム	1～3	2	12	中時間	1.2	
		アルプラゾラム	1.2～2.4（高齢者は1.2まで）	2	14	中時間	0.8	
		フルジアゼパム	0.75	1	23	長時間	0.5	
		クロルジアゼポキシド	20～60	1～3	5～30	長時間	10	
		オキサゾラム	20～60	7～9	50～62	長時間	20	
		クロキサゾラム	3～12	2～4	11～21	長時間	1.5	
		メダゼパム	10～30	1	2～5	長時間	10	
		クロラゼプ酸ニカリウム	9～30	0.5～1	24時間以上	長時間	7.5	
		ロフラゼプ酸エチル	2	1	122	超長時間	1.67	
C	主にうつ病に用いる薬物							
04-1	選択的セロトニン・ノルアドレナリン再取り込み阻害薬（SNRI）	デュロキセチン	20～60	7	10～15		30	
		ミルナシプラン	25～100（高齢者は60まで）	2～3	8～9		100	
		ベンラファキシン	37.5～225	8～10	12			3.74
04-2	鎮静系抗うつ薬	ミルタザピン	15～45	1	32		30	1.27
		ミアンセリン	30～60	2	18		60	2.53
		セチプチリン	3～6	1～3	2～24		6	
		トラゾドン	75～200	3～4	6～7		300	10
04-3	ベンザミド誘導体	スルピリド	150～600	2	6～8		300	

分類		一般名	成人用量*1	T_{max}	$T_{1/2}$	作用時間	等価換算*4	等価換算*5 (フルオキセチン1.0)
D 重症うつ病・入院例に用いる薬物								
05-1	非選択的セロトニン・ノルアドレナリン再取り込み阻害薬	イミプラミン	25〜300	2〜6	9〜20		150	3.43
		トリミプラミン	50〜300	3	24		150	
		クロミプラミン	50〜225	1.5〜4	21		120	2.9
		アミトリプチリン	30〜300	9	31		150	3.06
		ドスレピン	75〜150	4	11		150	
05-2	非選択的ノルアドレナリン再取り込み阻害薬	ノルトリプチリン	30〜150	5	27		75	2.52
		アモキサピン	25〜300	1.5	8		150	
		ロフェプラミン	10〜150	1〜2	2.7		150	6.26
		マプロチリン	30〜75	6〜12	46		150	2.95
05-3	中枢刺激薬	ペモリン	10〜30		12			
E 主に躁うつ病に用いる薬物								
06-1	気分安定薬	炭酸リチウム	200〜1,200	2	18			
		バルプロ酸ナトリウム	400〜1,200	3.5 (9)*3	8 (12)*3			
		カルバマゼピン	200〜1,200	4〜24	36			
		ラモトリギン	第Ⅱ章各論参照	1.7〜2.5	31〜38			
06-2	非定型抗精神病薬	アリピプラゾール	6〜30	4	61		4	
		オランザピン	5〜20	4	30		2.5	
		クエチアピン	25〜750 *2	1〜2	2〜3		66	

*1 不安症(心身症),うつ病,双極性障害に用いる用量
*2 統合失調症の用量
*3 カッコ内は徐放錠
*4 Inada T, Inagaki A: Psychotropic dose equivalence in Japan. Psychiatry Clin Newrosci 69: 440-447, 2015
*5 Hayasaka Y, Purgato M, Maqni LR, et al: Dose equivalents of antidepressants: Evidence-based recommendations from randomized controlled trials. J Affect Disord 180:179-184, 2015

4 抗不安薬・抗うつ薬の胎児危険度分類と授乳の可否

分類		一般名	米国 FDA	豪州 TGA	米国授乳 Milk2014	添付文書（日本）妊婦に有益性投与	添付文書（日本）授乳
A　うつ病・不安症のいずれにも用いる薬物							
01	選択的セロトニン再取り込み阻害薬（SSRI）	エスシタロプラム	—	C	L2	有益性投与	回避
		フルボキサミン	C	C	L2	回避	回避
		セルトラリン	C	C	L1	有益性投与	回避
		パロキセチン	D	D	L2	有益性投与	回避
B　主に不安症に用いる薬剤（長期間使用することのある抗不安薬）							
03-1	ベンゾジアゼピン系抗不安薬	トフィソパム	—	—	—	有益性投与	回避
		エチゾラム	—	—	—	有益性投与	回避
		フルタゾラム	—	—	—	有益性投与	回避
		ジアゼパム	D	C	L3	有益性投与	回避
		メキサゾラム	—	—	—	有益性投与	回避
		フルトプラゼパム	—	—	—	有益性投与	回避
		クロナゼパム	D	C	L3	有益性投与	回避
03-2	その他の抗不安薬	タンドスピロン	—	—	—	有益性投与	回避
		カルテオロール	C	—	L3	禁忌	回避
		ヒドロキシジン	C	A	L2	禁忌	回避
		ガンマオリザノール	—	—	—	有益性投与	回避
B　主に不安症に用いる薬剤（短期間使用する抗不安薬）							
03-3	ベンゾジアゼピン系抗不安薬	クロチアゼパム	—	—	—	有益性投与	回避
		ブロマゼパム	—	C	—	有益性投与	回避
		ロラゼパム	D	C	L3	有益性投与	回避
		アルプラゾラム	—	C	L3	有益性投与	回避
		フルジアゼパム	—	—	—	有益性投与	回避
		クロルジアゼポキシド	D	C	L3	有益性投与	回避
		オキサゾラム	—	—	—	有益性投与	回避
		クロキサゾラム	—	—	—	有益性投与	回避
		メダゼパム	—	—	—	有益性投与	回避
		クロラゼプ酸ニカリウム	—	C	L3	有益性投与	回避
		ロフラゼプ酸エチル	—	—	—	有益性投与	回避

分類		一般名	米国 FDA	豪州 TGA	米国授乳 Milk2014	添付文書（日本）妊婦に有益性投与	添付文書（日本）授乳
C 主にうつ病に用いる薬物							
04-1	選択的セロトニン・ノルアドレナリン再取り込み阻害薬（SNRI）	デュロキセチン	—	B3	L3	有益性投与	回避
		ミルナシプラン	—	B3	L3	有益性投与	回避
		ベンラファキシン	C	—	—	有益性投与	回避
04-2	鎮静系抗うつ薬	ミルタザピン	C	B3	L3	有益性投与	回避
		ミアンセリン	—	B2	—	有益性投与	回避
		セチプチリン	—	—	—	有益性投与	回避
		トラゾドン	D	—	L2	有益性投与	回避
04-3	ベンザミド誘導体	スルピリド	—	—	L2	有益性投与	回避
D 重症うつ病・入院例に用いる薬物							
05-1	非選択的セロトニン・ノルアドレナリン再取り込み阻害薬	イミプラミン	D	C	L2	回避	回避
		トリミプラミン	—	C	—	有益性投与	記載なし
		クロミプラミン	D	C	L2	回避	回避
		アミトリプチリン	D	C	L2	有益性投与	中止
		ドスレピン	—	—	—	有益性投与	回避
05-2	非選択的ノルアドレナリン再取り込み阻害薬	ノルトリプチリン	D	C	L2	有益性投与	記載なし
		アモキサピン	C	—	L2	有益性投与	有益性投与
		ロフェプラミン	—	—	—	有益性投与	記載なし
		マプロチリン	B	—	L3	回避	回避
05-3	中枢刺激薬	ペモリン	—	—	—	回避	記載なし
E 主に躁うつ病に用いる薬物							
06-1	気分安定薬	炭酸リチウム	D	D	L4	禁忌	回避
		バルプロ酸ナトリウム	D	D	L4	有益性投与	回避
		カルバマゼピン	D	D	L2	有益性投与	有益性投与
		ラモトリギン	C	D	L2	有益性投与	回避
06-2	非定型抗精神病薬	アリピプラゾール	C	C	L3	有益性投与	中止
		オランザピン	C	C	L2	有益性投与	中止
		クエチアピン	C	C	L2	有益性投与	中止

FDA（米，Food and Drug Administration） A 危険が証明されない，B 動物で有害作用があるがヒトでは実証されていない，C 動物で有害作用があるが，利益が大きい時は使用できる，D ヒトで危険であるが，妊婦に利益があれば容認できる，X ヒトで危険であり，妊婦への使用は容認できない（2014年に廃止された）

索 引

和文

●あ
アカシジア 16
悪性症候群 115
アゴラフォビア 2
アストロターフィング 86
アドレナリン α_1 受容体遮断作用
.... 104
アドレナリン α_2 受容体遮断作用
.... 104
アミトリプチリン 119
アモキサピン 121, 123
アリピプラゾール 137, 139
アルコール 71, 148
アルツハイマー型認知症 33
アルプラゾラム 86, 90
アロステリック作用 70
安定剤 145
アンメット・メディカルニーズ 39

●い
医原性薬物依存症 85
胃洗浄 52
位相前進療法 144
依存症 145
遺伝子多型 50
遺尿症 114
イミプラミン 116
意欲障害 8
イライラ(感) 27, 61
インターフェロン 42
インフォームドコンセント 34
インペアード・パフォーマンス 79

●う・え
うつ病 8
うつ病性仮性認知症 33
易出血性 42
エスシタロプラム 60, 62
エチゾラム 70, 73
エディプス・コンプレックス 6
嚥下障害 150

●お
黄連解毒湯 66
オキサゼパム 71
オキサゾラム 93
オピオイド系鎮痛薬 44
オランザピン 137, 140

●か
隔日法 22
覚醒療法 144
仮性認知症 33
活性代謝物 71
活性炭 52
カフェイン 150
加味帰脾湯 66
仮面うつ病 8
過量服用 52
カルテオロール 79, 82
カルバマゼピン 131, 135
加齢 31
がん 44
眼圧上昇 146
簡易懸濁法 150
間質性肺炎 68
肝障害 42
甘草 66
漢方エキス製剤 66
ガンマオリザノール 80, 84

●き
偽アルドステロン症 67
奇異反応 85, 148
気管支喘息 40
希死念慮 21
汽車恐怖症 6
季節性うつ病 18
喫煙 149
気分安定薬 18, 130
気分障害 8
虐待 26, 29
急性腎障害 38
急速交代化 18

強迫症 55
虚証 66
キルケゴール 47

●く
クエチアピン 138, 141
グルクロン酸抱合 50
グレープフルーツジュース 150
クロキサゾラム 94
クロチアゼパム 87
クロナゼパム 70, 78
クロミプラミン 115, 118
クロラゼプ酸二カリウム 96
クロルジアゼポキシド 92

●け
軽躁病 18
傾聴 2
ゲーテ 19
血管運動症状 28
血管性うつ病 31
月経前不快気分障害 28

●こ
抗うつ薬 9
抗うつ薬の賦活症候群 18
高血圧 35
抗コリン作用 35, 38
甲状腺疾患 44
高照度光療法 144
抗てんかん薬 130
抗疼痛作用 100
行動療法 144
更年期障害 28
後発医薬品 68, 150
抗ヒスタミン作用 105
抗ヒスタミン薬 79
抗不安薬 3
高プロラクチン血症 137
高齢者 31
呼吸器疾患 40

●さ

催奇形	29
柴胡	68
柴胡加竜骨牡蠣湯	66
柴胡桂枝乾姜湯	66
柴胡剤	68
再発	24
サプリメント	146
三環系抗うつ薬	114, 122
産後うつ	28
酸棗仁湯	66
散瞳	146

●し

ジアゼパム	70, 75
ジェネリック医薬品	68, 150
自己効力感	2
自殺関連行動	61
自殺企図	21
自殺リスク	27
自殺率	14
支持的精神療法	8
持続性抑うつ障害	9
実証	66
疾病負荷	30
自動車運転	54
自動車運転死傷行為処罰法	54
社会的損失	51
社会不安症	2, 5
周産期	28
執着性性格	18
授乳	30, 148
循環性性格	18
障害調整生命年	30
消化器疾患	42
消化器症状	60
小柴胡湯	68
消失半減期	71
小児・思春期のうつ病	26
常用量依存	85, 145
職業性ストレス簡易調査票	12
食品	147
処方日数	70, 149
処方日数制限	4
心気症	11
心筋梗塞	35
神経伝達物質	70
心疾患	35
心身症	4
新生児離脱症候群	29
心臓神経症	79
身体依存	145
心的外傷後ストレス障害（PTSD）	55
腎透析	38
腎排泄	38
心理教育	3, 8
心理療法	2

●す

錐体外路症状	137
睡眠時無呼吸症候群	40
睡眠薬	15
ストレスチェック	12
スルピリド	110, 111

●せ

性機能障害	61
制限用量	32
精神依存	145
精神科医への紹介	20
精神病症状	21
精神分析療法	6
精神療法	2
セチプチリン	105, 108
セルトラリン	60, 64
セレンディピティ	80
セロトニン・トランスポーター	16, 42
セロトニン $5\text{-}HT_{1A}$ 作動薬	79
セロトニン受容体拮抗・再取り込み阻害薬	105
セロトニン症候群	53, 115
漸減法	22
前向性健忘	145, 148
全身性エリテマトーデス	46
選択性緘黙	26
選択的セロトニン・ノルアドレナリン再取り込み阻害薬	9, 100
選択的セロトニン再取り込み阻害薬	3, 9, 60
全般性不安症	2

●そ

双極性うつ病	18
双極性障害	18, 130
喪失体験	31
躁転	18
躁病	18, 130

●た

第3種向精神薬	3, 149
大柴胡湯	68
代謝	48
体重増加	28
対人関係療法	22
耐性	145
退薬症状	85, 145
多元受容体作用抗精神病薬	138
多剤投与	31
炭酸水素ナトリウム	53
炭酸リチウム	130, 133
タンドスピロン	79, 81
タンニン酸	150
断眠療法	144

●ち・て

チトクローム P450	15, 48
中止後症候群	24, 100
中枢刺激薬	126, 127
鎮静系抗うつ薬	104
低カリウム血症	66
デスメチルジアゼパム	71
デューラー	25
デュロキセチン	100, 101
電通過労死事件	14
添付文書	43

●と

統合失調症	137
糖尿病	45
道路交通法	54
ドスレピン	120
ドパミン阻害作用	110
トフィソパム	70, 72
トラゾドン	105, 109
トランキライザー	7, 145
トリプトファン事件	53
トリミプラミン	117
頓用	86

●な・に

内因性うつ病	9
内分泌疾患	44

ナルコレプシー 127	服薬内容 52	メチルフェニデート 126
入院治療 20	服薬量 52	メフェネシン 7
尿閉 38	不整脈 35	メプロバメート 7
妊娠 28, 148	不眠 15	
認知行動療法 25, 144	フラノクマリン 150	●も
認知症 33, 146	フルジアゼパム 91	妄想 21
認知療法 144	フルタゾラム 70, 74	モダフィニル 126
	フルトプラゼパム 70, 77	モノアミン 37
●ね・の	フルボキサミン 60, 63	モノアミン酸化酵素阻害薬 115
ネグレクト 29	フルマゼニル 53	森田正馬 7
脳卒中 31	フロイト 6	森田療法 7
ノルアドレナリン再取り込み阻害	ブロックバスター 39	
.... 121	プロトンポンプ阻害薬 42	●や・ゆ・よ
ノルアドレナリン作動性・特異的セ	ブロマゼパム 88	薬物惹起性うつ病 46
ロトニン作動薬 9, 105	分離不安症 26	薬物代謝 50
ノルトリプチリン 121, 122		有益性投与 29
	●へ・ほ	抑うつ症状 8
●は	併用 15	抑肝散 66
排尿障害 100	ベースラインリスク 29	四環系抗うつ薬 105, 122
発揚性性格 18	ヘミングウェイ 37	
パニック症 2, 5, 6	ペモリン 126, 127	●ら・り
パニック障害 2	ベンザミド誘導体 110	ラモトリギン 131, 136
パニック発作 3, 144	ベンゾジアゼピン拮抗薬 52	乱用 3
バルプロ酸 131, 134	ベンゾジアゼピン系抗不安薬	離脱症状 22, 85, 145
パロキセチン 60, 65	.... 3, 70, 85	リチウム 21
半夏厚朴湯 66	ベンゾジアゼピン退薬症状 79	リチウム中毒 130
	ベンラファキシン 100, 103	緑内障 146
●ひ	母乳育児 148	リンカーン 11
非選択的セロトニン・ノルアドレナ		
リン再取り込み阻害薬 114	●ま	●れ・ろ
非選択的ノルアドレナリン再取り込	マイナートランキライザー 145	レストレス・レッグス症候群 15
み阻害薬 121	マタニティーブルー 28	レビー小体型認知症 33
非定型うつ病 18	マプロチリン 121, 125	ロフェプラミン 121, 124
非定型抗精神病薬 137	慢性腎障害 38	ロフラゼプ酸エチル 97
ヒドロキシジン 79, 83	慢性疼痛 45	ロラゼパム 86, 89
皮膚障害 131	慢性閉塞性肺疾患 40	
非ベンゾジアゼピン系抗不安薬 79		●わ
ヒポコンドリー 11	●み・む	ワルファリン 35
広場恐怖症 2	ミアンセリン 105, 107	
	ミルタザピン 104, 106	
●ふ	ミルナシプラン 100, 102	
不安階層表 144	むずむず脚症候群 15	
不安症 2		
賦活症候群 27, 61, 100	●め	
副作用被害救済制度 149	メキサゾラム 70, 76	
副腎皮質ステロイド 46	メジャートランキライザー 145	
服薬アドヒアランス 3	メダゼパム 95	
服薬時間 52	メタボリック症候群 28, 138	

欧文・記号

● A・B
activation syndrome 27, 61
behavioral and psychological symptoms
　of dementia 33
BMI 147
body mass index 147
BPSD 33
burden of disease 30

● C
C 型肝炎 42
chronic kidney disease 38
chronic obstructive pulmonary disease
　... 40
CKD 38
COPD 40
CYP 15, 35, 48
CYP 阻害薬 49
CYP 誘導薬 49

● D・E・F
DALYs 30
diability weight 30
EM 50

● G・I・J
extensive metabolizer 50
floppy infant 症候群 29

GABA 70
GABA$_A$ 受容体 70
IM 50
intermediate metabolizer 50
jitteriness 27, 61

● M・N
MAO 115
MARTA 138
multi-acting receptor targeted
　antipsychotics 138
NaSSA 9, 104
noradorenergic and specific serotonergic
　anti-depressant 104

● P・Q
P 糖タンパク 50
PM 50
PMDD 28
poor metabolizer 50

premenstrual dysphoric disorder 28
QT 延長 35

● R・S
restless legs syndrome 15
RLS 15
SARI 105
serotonin antagonist/reuptake inhibitor
　... 105
SLE 46
SNRI 9, 100
SSRI 3, 9, 60
SSRI 誘発性無関心 61
systemic lupus erythematosus 46

● V・W
vascular depression 31
wean-off 145

● 記号
γ-aminobutyric acid 70
ω-3 系不飽和脂肪酸 147

- |JCOPY| 〈㈳出版者著作権管理機構 委託出版物〉
  本書の無断複写は著作権法上での例外を除き禁じられています．複写される場合は，そのつど事前に，㈳出版者著作権管理機構（電話 03-3513-6969，FAX03-3513-6979，e-mail：info@jcopy.or.jp）の許諾を得てください．
- 本書を無断で複製（複写・スキャン・デジタルデータ化を含みます）する行為は，著作権法上での限られた例外（「私的使用のための複製」など）を除き禁じられています．大学・病院・企業などにおいて内部的に業務上使用する目的で上記行為を行うことも，私的使用には該当せず違法です．また，私的使用のためであっても，代行業者等の第三者に依頼して上記行為を行うことは違法です．

内科医のための抗不安薬・抗うつ薬の使い方　　ISBN978-4-7878-2279-6
2016年10月14日　初版第1刷発行

編　　著	松浦雅人	
発 行 者	藤実彰一	
発 行 所	株式会社　診断と治療社	
	〒100-0014　東京都千代田区永田町 2-14-2　山王グランドビル4階	
	TEL：03-3580-2750（編集）　03-3580-2770（営業）	
	FAX：03-3580-2776	
	E-mail：hen@shindan.co.jp（編集）	
	eigyobu@shindan.co.jp（営業）	
	URL：http://www.shindan.co.jp/	
表紙デザイン	株式会社　クリエイティブセンター広研	
印刷・製本	広研印刷 株式会社	

©Masato MATSUURA, 2016. Printed in Japan.　　　　　　　　　　　　　　　［検印省略］
乱丁・落丁の場合はお取り替えいたします．